基层中医药适宜技术丛书

儿科常见病中医药适宜技术

许 丽 主编

中国中医药出版社

·北京·

图书在版编目（CIP）数据

儿科常见病中医药适宜技术 / 许丽主编 . —北京：
中国中医药出版社，2020.10
（基层中医药适宜技术丛书）
ISBN 978-7-5132-6414-3

Ⅰ.①儿…　Ⅱ.①许…　Ⅲ.①小儿疾病—常见病—中
药疗法　Ⅳ.① R272

中国版本图书馆 CIP 数据核字（2020）第 174135 号

中国中医药出版社出版

北京经济技术开发区科创十三街 31 号院二区 8 号楼
邮政编码　100176
传真　010-64405750
保定市西城胶印有限公司印刷
各地新华书店经销

开本 787 × 1092　1/16　印张 8.75　字数 124 千字
2020 年 10 月第 1 版　2020 年 10 月第 1 次印刷
书号　ISBN 978 – 7 – 5132 – 6414 – 3

定价　30.00 元
网址　www.cptcm.com

社 长 热 线　010-64405720
购 书 热 线　010-89535836
维 权 打 假　010-64405753

微信服务号　zgzyycbs
微商城网址　https://kdt.im/LIdUGr
官 方 微 博　http://e.weibo.com/cptcm
天猫旗舰店网址　https://zgzyycbs.tmall.com

如有印装质量问题请与本社出版部联系（010-64405510）

《儿科常见病中医药适宜技术》
编委会

前　言

为贯彻落实《中共中央国务院关于促进中医药传承创新发展的意见》和《关于印发基层中医药服务能力提升工程"十三五"行动计划的通知》精神，适应基层中医药人员临床能力提升的需求，重点推广普及实用型适宜技术，中华中医药学会在广泛调研基础上，于2018年启动"继续教育＋适宜技术推广行动"，同时，策划了本套《基层中医药适宜技术丛书》（以下简称"丛书"）。

本套丛书分为《基层中医药适宜技术基本操作》《内科常见病中医药适宜技术》《外科常见病中医药适宜技术》《妇科常见病中医药适宜技术》《儿科常见病中医药适宜技术》《骨伤科常见病中医药适宜技术》《五官科常见病中医药适宜技术》7个分册。其中《基层中医药适宜技术基本操作》重点介绍适宜在基层医院、社区卫生服务站选用的技术方法，突出实用性、操作性。6个临床分册以病为纲，在每个常见病、多发病下，介绍适合该病且确有疗效的针刺、艾灸、推拿（含小儿推拿）、拔罐、刮痧、敷贴、耳穴、熏蒸等治疗方法。

丛书邀请全国中医药行业规划教材主编、中医药院所学科带头人及针灸、推拿、刮痧等领域知名专家执笔，在系统梳理基层常见病、多发病基础上，选择适合运用上述技术的病证，结合编写人员的临床经验编写而成。考虑到基层中医药人员学习面临的实际困难，各位主编还分别录制了与丛书配套的授课视频，希望能通过直观的教学方式，帮助有关人员学而能会，习而可用。

成都中医药大学原校长、国家重大基础研究"973"项目首席科学家、国家重点学科针灸推拿学学科带头人梁繁荣教授，中医药高等学校教学名师、湖南中医药大学常小荣教授，中医药高等学校教学名师、浙江中医药大学范炳华教授，从始至终参与本套丛书的策划、编写指导与授课工作，彰显出对中医药人才培养的责任担当和殷切希望。中国中医药出版社张燕编辑、中医古籍出版社王晓曼主任，承担本套丛书统筹和疾病概论编写工作。各分册主编兢兢业业，换位思考，将自己的临床经验融入丛书编写与内容讲授。在此，对以上专家、同人的努力，表示由衷的感谢！

筑牢基层中医药服务阵地，为基层医生、全科医生和乡村医生中医药知识与技能培训提供系统的知识读本，以信息化支撑中医药人才培养与服务体系建设。愿本套丛书作为中华中医药学会联系中医药工作者的切入点之一，为基层中医药人员的成长提供新的动力！

中华中医药学会

2020 年 7 月

《基层中医药适宜技术示教视频》介绍

为提升基层中医药人员临床能力，推广普及实用型适宜技术，中华中医药学会本着"面向基层，紧贴临床，注重实操，实用规范"的原则，组织中医药行业知名专家，录制了《基层中医药适宜技术示教视频》（以下简称"视频"），供基层中医药从业人员学习使用。

"视频"以《基层中医药适宜技术丛书》为大纲，分为基层中医药适宜技术基本操作及内、外、妇、儿、骨伤、五官各科常见病适宜技术，共 7 套，160 余学时。其内容包括常用适宜技术基本操作示教、各科疾病概述及常见病适宜技术应用讲解与演示，使用方法如下：

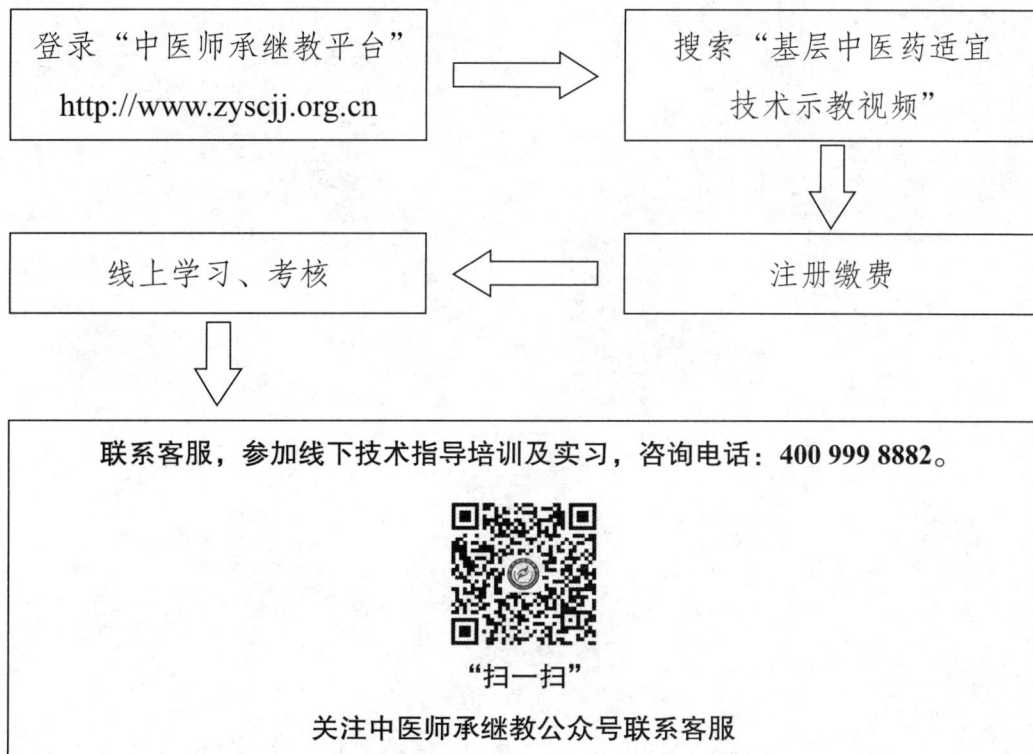

登录"中医师承继教平台" http://www.zyscjj.org.cn	→	搜索"基层中医药适宜技术示教视频"

线上学习、考核	←	注册缴费

联系客服，参加线下技术指导培训及实习，咨询电话：**400 999 8882**。

"扫一扫"

关注中医师承继教公众号联系客服

编写说明

为贯彻落实《中共中央国务院关于促进中医药传承创新发展的意见》，提升基层中医药人员临床能力，推广普及实用型适宜技术，2018年12月12日—14日，由中华中医药学会主办、中国中医药出版社承办的基层适宜技术人才培养论证会暨培训教材编写会在北京西藏大厦召开。经过讨论，本次会议确定了《基层中医药适宜技术丛书》（以下简称"丛书"）纳入的病种和基层临床适宜的中医药技术。

中医药基层适宜技术是中医学的重要组成部分，以藏象、经络、阴阳五行等中医基本理论为指导，包括针刺、艾灸、推拿、刮痧、穴位敷贴、耳针等基层常用治疗疾病的方法。因其具有"简、便、效、廉"的特点，自古至今一直深受欢迎，为我国人民的健康做出了巨大贡献。限于编写人员的知识结构或思维定式，目前有关中医药基层适宜技术的书籍大多以技术操作或临床症状为纲，不利于融会贯通和整体比对。本套丛书从培养基层医务人员的中医思维出发，以疾病为纲，选择内科、外科、妇科、儿科、骨伤科和五官科常见病和多发病，在简要梳理疾病的病因病机和辨证分型基础上，重点介绍适宜不同病证的技术方法，便于基层临床医师根据病证具体情况、当下医疗条件等，因地、因时、因人制宜地施治，更具灵活性、参考性和实践性。

本书共6章，分别介绍儿科常见的肺系、脾胃系、心肝系、肾系病证，以及新生儿病证和其他病证的基层中医药适宜技术，涉及感冒、咳嗽、鼻炎、乳蛾、哮喘、鹅口疮、腹痛、腹泻、积滞、流涎、呕吐、厌食、汗证、惊风、脑瘫、小儿抽动症、遗尿、新生儿便秘、新生儿肠胀气、新生儿黄疸、新生儿夜啼、发热、近视、小儿肌性斜颈等20余种病证。

全书内容精练，实用性和操作性强，适宜基层医院、社区卫生服务站、村卫生室等基层临床工作者选读，也可供中医药适宜技术爱好者阅读参考。

本书编委会
2020 年 8 月

目 录

第一章

肺系病证

第一节　感　冒

一、概述

感冒是小儿时期常见的外感性疾病之一，临床以发热恶寒、头痛鼻塞、流涕咳嗽、喷嚏为特征。感冒又称伤风。感冒可分为两种：普通感冒为冒受风邪所致，一般病邪轻浅，以肺系症状为主，不造成流行；时行感冒为感受时邪病毒所致，病邪较重，具有流行特征。

本病发病率占儿科疾病首位，除了 4 ～ 5 个月以内小儿较少发病外，可发生于任何年龄的小儿。本病一年四季均可发病，以冬春多见，在季节变换、气候骤变时发病率较高。小儿患感冒，因其生理病理特点，易于出现夹痰、夹滞、夹惊等兼夹证。

西医学将感冒分为普通感冒和流行性感冒，后者即相当于中医学的时行感冒。

二、病因病机

小儿感冒的病因有外感因素和正虚因素。主要病因为感受外邪，以风邪为主，常兼杂寒、热、暑、湿、燥等，亦有感受时行疫毒所致者。外邪侵犯人体，是否发病，还与正气之强弱有关，当小儿卫外功能减弱时遭遇外邪侵袭，则易于感邪发病。

感冒的病变脏腑在肺，随病情变化，可累及肝脾。外邪经口鼻或皮毛侵犯肺卫。

由于小儿肺脏娇嫩，感邪之后，失于宣肃，气机不利，津液不得敷布而内生痰液，痰壅气道，则咳嗽加剧，喉间痰鸣，此为感冒夹痰。小儿脾常不足，感邪之后，脾运失司，稍有饮食不节，致乳食停积，阻滞中焦，则脘腹胀满，不思乳食，或伴呕吐、泄泻，此为感冒夹滞。小儿神气懦弱，肝气未盛，感邪之后，热扰心肝，易致心神不安，睡卧不实，惊惕抽风，此为感冒夹惊。

三、辨证分型

1. 主要证型

（1）风寒感冒：发热，恶寒，无汗，头痛，鼻流清涕，喷嚏，咳嗽，咽部不红肿，舌淡红，苔薄白，脉浮紧或指纹浮红。

（2）风热感冒：发热重，恶风，有汗或少汗，头痛，鼻塞，鼻流浊涕，喷嚏，咳嗽，痰稠色白或黄，咽红肿痛，口干渴，舌质红，苔薄黄，脉浮数或指纹浮紫。

（3）暑邪感冒：发热，无汗或汗出热不解，头晕头痛，鼻塞，身重困倦，胸闷泛恶，口渴心烦，食欲不振，或有呕吐泄泻，小便短黄，舌质红，苔黄腻，脉数或指纹紫滞。

2. 兼夹证型

（1）夹痰：感冒兼见咳嗽较剧，痰多，喉间痰鸣。

（2）夹滞：感冒兼见脘腹胀满，不思饮食，呕吐酸腐，口气秽浊，大便酸臭，或腹痛泄泻，或大便秘结，小便短黄，舌苔厚腻，脉滑。

（3）夹惊：感冒兼见惊惕哭闹，睡卧不宁，甚至骤然抽风，舌质红，脉浮弦。

四、适宜技术

【针刺】

1. 治法

祛风解表。

2. 取穴

以手太阴经、手阳明经、督脉穴为主。

主穴：列缺、风池、大椎、曲池、合谷。

配穴：风寒感冒配风门、肺俞；风热感冒配曲池、尺泽；暑邪感冒加足三里、中脘。夹痰者加天突、尺泽、丰隆；夹滞者加膻中、中脘；夹惊者加百会、印堂。

3. 操作

诸穴均宜浅刺，余穴用泻法，得气后行针 0.5 ～ 1 分钟。每日 1 ～ 2 次。

4. 方义

本病病位在肺卫，太阴、阳明互为表里，故取手太阴、手阳明经列缺、合谷原络配穴以祛风解表；风池为治风要穴，取之既可疏散风邪，又可与列缺、合谷相配清利头目、宣肺利咽止咳。督脉主一身之阳气，温灸大椎可通阳散寒，刺络拔罐可清泻热邪；外关为手太阳三焦经的络穴，又为八脉交会穴，通于阳维脉，"阳维为病苦寒热"，取之可通利三焦，疏风清热。

[按语]

1. 针刺治疗感冒效果较好，若患者出现高热持续不退、咳嗽加剧等症时，应采取综合治疗措施。

2. 感冒与流脑、乙脑、流行性腮腺炎等传染病的早期症状相似，应注意鉴别。

3.注意保持居室内空气流通。感冒流行期间可灸大椎、足三里等穴进行预防。

【艾灸】

1.取穴

风池、大椎、风门、身柱、足三里。

2.方法

大椎、风门、身柱选用隔姜灸；风池、足三里可以选择温和灸。轻者每天 1 次，每穴 5 分钟；重者每日 2 次，每穴 5 分钟。

[按语]

1.艾灸疗法可以改善感冒所引发的发热、头痛、咳嗽等不舒适的症状。

2.艾灸疗法不适宜风热感冒和暑邪感冒发热较高者，一般用于风寒感冒和暑邪感冒发热不高者。

3.艾灸期间，宜多饮热开水，保持室内通风，少去公共场所。

【小儿推拿】

1.基本操作

（1）解表三法

①开天门：小儿取仰卧位，术者用双手拇指螺纹面自眉心交替向上推至前额发际 50 次。

②推坎宫：继上势，术者用双手拇指螺纹面自眉心向两侧眉梢分推 50 次。

③揉太阳：继上势，术者用拇指或中指指端在眉梢后太阳穴按揉 50 次。

（2）黄蜂入洞：继上势，术者在其侧旁，用食、中两指指端在小儿两鼻孔下缘揉动，约 100 次。

NOTE

（3）清肺经：继上势，术者在其侧旁，用拇指螺纹面着力，在小儿无名指掌面自指尖向指节处直推，约100次。

（4）按风池：小儿取坐位或俯卧位，术者在其侧旁，用两拇指指端对称用力，按压两侧风池部，10～15次。

2. 随证加减

（1）风热感冒：加清天河水300次，退六腑300次。

（2）风寒感冒：加推三关300次，掐揉二扇门50次，拿肩井5次。

（3）暑邪感冒：加拿五经5遍，扫散头部50次。

3. 兼夹证

（1）夹痰：揉膻中50次，揉乳旁乳根50次，揉肺俞50次，揉丰隆50次。

（2）夹滞：推板门100次，分推腹阴阳50次。

（3）夹惊：清肝经100次，清心经100次，揉小天心100次。

以上治疗每次约20分钟，每天治疗1次，5次为1个疗程。

[按语]

1. 加强护理，慎衣着、适寒热、避风邪。

2. 注意休息，起居有常，饮食有节。

3. 流行季节，忌参加群体性活动。

【拔罐】

拔罐治疗感冒疗效较好，初期效果更佳，可行膀胱经走罐或闪罐法。

【敷贴】

1. 方法一

葱白12g，连翘9g，共捣烂如泥，填于神阙穴，每日换药2次，以愈为度。

2. 方法二

小儿体虚易感冒者在"三伏天"或"三九天"进行"三伏贴"或"三九贴"，可增强免疫力，预防感冒发生。取穴大椎、风门、身柱、足三里等。

三伏贴：在三伏天，选用延胡索 10g，白芥子 40g，甘遂 10g，细辛 10g 等药物，磨成粉末，用姜汁调匀后贴敷于穴位处，每次贴敷 0.5 ～ 2 小时。

三九贴：在三九天，选用延胡索 10g，白芥子 40g，甘遂 10g，肉桂 10g 等药物，磨成粉末，用姜汁调匀后贴敷于穴位处，每次贴敷 0.5 ～ 2 小时。

【熏蒸】

药物组成：麻黄、薄荷、蝉蜕、辛夷各 15g，荆芥、芫荽、紫苏叶、浮萍各 30g。

操作：在一般治疗的基础上，给予熏洗液熏洗退热。将熏洗液以 1 ∶ 50 比例加入温水中，初始水温以 50℃为宜，先将大浴巾在熏洗液中浸湿后包裹在患儿身上，再将患儿置于盛熏洗液的盆上，利用蒸气熏蒸，待热蒸气减少，水温降至 38 ～ 40℃时，将患儿置盆中用小毛巾进行全身擦浴。每次熏洗约 15 分钟，每日 2 次。

NOTE

第二节　咳　嗽

一、概述

咳嗽是小儿常见的肺系病证，临床以咳嗽为主症。咳嗽可分为外感咳嗽与内伤咳嗽，由于小儿肺常不足，卫外不固，很容易感受外邪引起发病，故临床上以外感咳嗽为多见。

二、病因病机

咳嗽的病因分外感与内伤，常见病因有外邪犯肺、痰浊内生、脏腑亏虚等。小儿因肺脏娇嫩，卫外不固，易为外邪所侵，故以外感咳嗽为多见。本病病位在肺，常涉及脾，病机为肺脏受邪，失于宣降，肺气上逆。

三、辨证分型

（一）外感咳嗽

1. 风寒咳嗽

咳嗽频作、声重，咽痒，痰白清稀，鼻塞流涕，恶寒无汗，发热头痛，全身酸痛，舌苔薄白，脉浮紧或指纹浮红。

2. 风热咳嗽

咳嗽不爽，痰黄黏稠，不易咳出，口渴咽痛，鼻流浊涕，伴有发热恶风，头痛，微汗出，舌质红，苔薄黄，脉浮数或指纹浮紫。

（二）内伤咳嗽

1. 痰热咳嗽

咳嗽痰多，色黄黏稠，难以咳出，甚则喉间痰鸣，发热口渴，烦躁不宁，尿少色黄，大便干结，舌质红，苔黄腻，脉滑数或指纹紫。

2. 痰湿咳嗽

咳嗽重浊，痰多壅盛，色白而稀，喉间痰声辘辘，胸闷纳呆，神乏困倦，形体虚胖，舌淡红，苔白腻，脉滑，指纹沉滞。

3. 阴虚咳嗽

干咳无痰，或痰少而黏，或痰中带血，不易咯出，口渴咽干，喉痒声嘶，午后潮热或手足心热，舌质红，舌苔少，脉细数，指纹紫。

4. 气虚咳嗽

咳嗽无力，痰白清稀，面色㿠白，气短乏力，胃纳不振，自汗畏寒，舌淡嫩，边有齿痕，脉细无力，指纹淡。

四、适宜技术

【针刺】

1. 治法
理肺止咳。

2. 取穴
以肺的背俞穴、募穴及手太阴经穴为主。

（1）外感咳嗽

主穴：肺俞、定喘、风门、风池、膻中。

配穴：外感风寒者加合谷、外关；外感风热者加尺泽、曲池、大椎。

（2）内伤咳嗽

主穴：肺俞、脾俞、定喘、膻中。

NOTE

配穴：痰热咳嗽者加尺泽、太白、丰隆、合谷；痰湿咳嗽者加太渊、合谷、丰隆；肺虚咳嗽（阴虚燥咳及气虚咳嗽）者加太渊、太溪、足三里、丰隆。咽喉干痒者加照海、列缺。

3. 操作

常规消毒后，一般用 28 号 1～1.5 寸毫针针刺。头及背部穴位可速刺不留针，即得气后，行捻转泻法 1～2 分钟，随即出针。四肢穴位可以留针 15～30 分钟，手法为捻转或提插泻法。每日 1 次，7 次为 1 个疗程。

4. 方义

咳嗽病位主要在肺，肺俞为肺气所注之处，位邻肺脏，可调理肺脏气机，使其清肃有权，该穴泻之宣肺、补之益肺，无论虚实及外感内伤的咳嗽，均可使用；风门、风池疏散风邪，祛风解表止咳；脾俞为脾的背俞穴，可健脾益气；定喘是止咳平喘的经验穴；膻中为八脉交会穴之气会，可宽胸理气止咳平喘。

［按语］

1. 针刺对本病发作期或初发期疗效较满意。若出现高热、咳吐脓痰、胸闷喘促气短等重症时，应采取综合治疗措施。

2. 内伤咳嗽病程较长，易反复发作，应坚持长期治疗。急性发作时宜标本兼顾；缓解期需从调整肺、脾、肝等脏功能入手，重在治本。

3. 积极进行心肺功能锻炼，提高机体防病、抗病的能力。戒烟对本病的恢复有重要意义。

【艾灸】

1. 取穴

肺俞、膻中、肾俞、足三里。

2. 方法

肺俞、膻中、肾俞、足三里均选用温和灸。每天 1 次，每穴 5 分钟

[按语]

1. 艾灸疗法不适宜风热、痰热咳嗽，一般用于风寒、痰湿、气虚咳嗽。

2. 艾灸期间，宜多饮热开水，保持室内通风，少去公共场所。

【小儿推拿】

1. 基本操作

（1）解表三法

①开天门：小儿取仰卧位，术者用双手拇指螺纹面自眉心交替向上推至前额发际 50 次。

②推坎宫：继上势，术者用双手拇指螺纹面自眉心向两侧眉梢分推 50 次。

③揉太阳：继上势，术者用拇指或中指指端在眉梢后太阳穴按揉 50 次。

（2）清肺经：患儿取坐位或仰卧位，术者自患儿无名指掌面末节指尖向指节方向直推 200 次。

（3）运内八卦：继上势，以患儿手掌面掌心为圆心，从圆心至中指根横纹约 2/3 处为半径做圆周，术者用拇指做顺时针方向运推 200 次。

（4）分推膻中：继上势，术者用两拇指螺纹面自膻中穴向两旁分推至乳头 100 次。

（5）揉天突：继上势，术者用中指端按揉胸骨上窝正中 50 次，用力时沿胸骨内下方。

（6）揉乳旁、乳根：继上势，术者用中指食指指端分别按揉乳旁、乳根穴各 50 次。

（7）揉肺俞：继上势，术者用中指指端按揉背部肺俞穴 100 次。

2. 随证加减

（1）风寒咳嗽证：加推三关 200 次，掐揉二扇门 50 次，擦热肺俞和膻中。

NOTE

（2）风热咳嗽证：加揉耳后高骨 50 次，清天河水 300 次。

（3）痰热咳嗽证：加揉板门 100 次，揉掌小横纹 100 次，开璇玑 5 遍。

（4）阴虚咳嗽证：加补肾经 100 次，揉二人上马 200 次。

以上治疗每次约 20 分钟，每天治疗 1 次，5 次为 1 个疗程。

> [按语]
>
> 1. 注意气候变化，防止受凉，尤其是秋冬季节，注意胸腹部保暖。
>
> 2. 患呼吸道传染病应注意隔离，不去公共场所。
>
> 3. 适当休息，多喝水，少吃油腻食物。
>
> 4. 注意保持室内空气流通，避免煤气、尘烟、油气等刺激。

【拔罐】

用闪火法将罐拔于一侧肺俞穴位置上，沿膀胱经循行向下推拉，推拉至同侧脾俞穴，再横向推拉至另一侧的脾俞穴、肺俞穴，最后回到原位置，为走罐 1 周。如此循环反复走罐 3～5 次，治疗约 10 分钟至皮肤瘀紫充血出现斑痧，将罐起下。在听诊水泡音密集度较局限的位置做上标记，并在走罐完毕后将火罐在水泡音密集部位停留 2～3 分钟，或选取肺俞、脾俞、大椎等穴位用火罐固定吸附，拔罐后皮肤充血，待充血现象渐消再次走罐拔罐。隔 1 天拔罐 1 次，7 天为 1 个疗程。

【敷贴】

1. 方法一

药物组成：白芥子 10g，延胡索 10g，甘遂 10g，细辛 5g。

操作：将上药研细末用生姜汁调成糊状，做成直径为 1cm 的药饼，用胶布固定在所需穴位上。穴位选择大椎、膻中、肺俞、定喘。

2. 方法二

小儿内伤咳嗽在"三伏天"或"三九天"进行"三伏贴"或"三九贴"，可增强免疫力，预防咳嗽。取穴肺俞、膻中、肾俞、足三里等。

具体方法见感冒。

【耳针】

1. 取穴

主穴：肺、气管、支气管、交感、神门。

配穴：风寒咳嗽加颈、风溪；风热咳嗽加咽喉、扁桃体；痰热咳嗽加扁桃体、大肠；痰湿咳嗽加脾；阴虚咳嗽加肾；气虚咳嗽加脾、胃。

2. 方法

（1）毫针法：每次选 3～5 个穴位，用 75% 乙醇消毒耳郭相应部位，在选好穴位处捻入或插入进针，强刺激量，每隔 10～15 分钟行针 1 次，留针 20～30 分钟，每日或隔日 1 次，5～7 天为 1 个疗程。出针时迅速将毫针拔出，用消毒干棉球轻压针孔片刻，以防出血。

（2）压籽法：每次取一侧耳穴，两耳交替使用。耳郭常规消毒后，用中药王不留行籽贴压在所选穴位上，边贴边按压，贴紧固定，并嘱每日按压患者耳穴 3～5 次，以加强刺激。隔日换贴 1 次，5 次为 1 个疗程。如对胶布过敏，及时取下，以免造成耳部水肿。

（3）刺血法：每次取一侧耳穴，左右耳交替进行，按摩耳郭使其充血后，以 75% 乙醇做常规消毒，再用注射针头点刺耳尖、耳背静脉及肺、交感，每隔 3 天治疗 1 次，每个穴位出血量为 10～20 滴。

（4）埋针法：常规消毒，把揿针刺入上述耳穴，胶布固定。每次针刺一侧耳穴，隔 2～4 天换针另一侧耳穴，10 次为 1 个疗程。埋针期间不可将埋针处弄湿以防感染，若洗头洗澡应先将揿针取出后再洗。疗程间休息 7 天。

【熏蒸】

药物组成：鱼腥草 40g，炙麻黄 20g，细辛 2g，生姜 10g，罗布麻 4g。

操作：上方纱布包好，加水 1000mL，缸口用纸盖紧，中间留一小孔，待药煎熬，药气从孔中喷出时，令患儿张口对小孔熏。每次 15 分钟，每天可熏数次。

NOTE

第三节　鼻　炎

一、概述

小儿鼻炎是指鼻腔黏膜和黏膜下组织的炎症，从发病的急缓及病程的长短来说，可分为急性鼻炎和慢性鼻炎。另外，还有一种过敏性鼻炎，与外界环境有关，临床亦常见。

本病分为实证、虚两类。实证起病急、病程短；虚证多由急性期诊断与治疗不当逐渐转化而来，病程较长，缠绵难愈。

二、适宜技术

【针刺】

1. 治法
通利鼻窍。

2. 取穴
以局部穴为主，可配合迎香、百会、印堂、风池、合谷。

3. 操作
每次取主穴、配穴各 1～2 穴，轮换使用。穴位按常规消毒，进针，手法平补平泻，针刺得气后留针 20 分钟。每天 1 次，10 次为 1 个疗程。

4. 方义

迎香夹于鼻旁，印堂位于鼻上，均是治鼻渊要穴，近取三穴共奏疏散鼻部郁热而通鼻窍之功效；远取合谷可清泻肺热；风池可宣肺理气，肺开窍于鼻，肺气宣则鼻窍可通。

［按语］

1. 针刺治疗本病有效，尤其对改善鼻道的通气功能较为迅速。

2. 经常锻炼身体，适当户外运动，增强抵抗力，预防感冒。过敏性鼻炎还应积极查找过敏原，避免接触。

3. 慢性鼻炎反复发作者，应做专科检查，及时排除肿瘤。

【艾灸】

1. 取穴

上迎香、印堂、风门、肺俞、足三里。

2. 方法

上迎香、印堂、足三里采用温和灸；风门、肺俞采用隔姜灸。轻者每天 1 次，每穴 5 ～ 10 分钟；重者每日 2 ～ 3 次，每穴 5 ～ 10 分钟。

［按语］

1. 艾灸疗法可以改善鼻炎所引发的发热、头痛、咳嗽等不舒适的症状。

2. 艾灸疗法不适宜鼻炎属热证或阴虚者；一般用于虚寒证。

3. 艾灸期间，宜多饮热开水，保持室内通风，少去公共场所。

【小儿推拿】

1. 基本操作

（1）解表三法

①开天门：小儿取仰卧位，术者用双手拇指螺纹面自眉心交替向上

推至前额发际 50 次。

②推坎宫：继上势，术者用双手拇指螺纹面自眉心向两侧眉梢分推 50 次。

③揉太阳：继上势，术者用拇指或中指指端在眉梢后太阳穴按揉 50 次。

（2）黄蜂入洞：继上势，术者在其侧旁，用食、中两指指端在小儿两鼻孔下缘揉动，约 100 次。

（3）按揉鼻通：继上势，术者在其侧旁，用食、中两指指端在小儿两鼻通穴处揉动，约 100 次。同时来回快速擦热鼻旁。

（4）揉二扇门：继上势，术者用两手拇指或食指掐揉小儿掌背食指与中指及中指与无名指指根交接处 100 次。

（5）揉内劳宫：继上势，术者在其侧，用拇指指端在小儿内劳宫穴处做揉法，约 100 次。

（6）推上三关：继上势，术者用拇指或食、中两指螺纹面着力，沿前臂桡侧线，自腕横纹推向肘横纹 200 次。

（7）擦肺俞：小儿取俯卧或坐位，术者在其侧，用掌根或小鱼际在小儿背部肺俞穴处做擦法，以透热为度。

以上治疗每次约 20 分钟，每天治疗 1 次，5 次为 1 个疗程。

［按语］

1. 注意气候变化，防止受凉。

2. 防止与过敏性物质接触。

3. 适当休息，多喝水，少吃油腻食物。

4. 注意保持室内空气流通，避免煤气、尘烟、油气等刺激。

【拔罐】

取肺俞穴、肾俞穴，用闪火法，每穴速拔 3～5 次，不留罐。3 天 1 次，5 次为 1 个疗程。

【敷贴】

1. 方法一

药物组成：甘遂、细辛、白芷各 50g，延胡索、白芥子各 100g。

操作：上药共研细末，加姜汁调成药膏状，选择肺俞、膏肓俞、大椎、脾俞、肺俞、肾俞穴，取药膏 3g 贴敷于穴位，无菌纱布覆盖，胶布固定。每次贴药 5 小时左右，局部有红肿、起疱或有烧灼感可在 4 小时后去掉。

2. 方法二

小儿脾胃虚弱者在"三伏天"或"三九天"进行"三伏贴"或"三九贴"，可增强免疫力，预防鼻炎。取穴肺俞、膻中、肾俞、足三里等。具体方法见感冒。

［按语］

1. 方法一的穴位敷贴对于小儿过敏性鼻炎疗效尤佳。

2. 方法二"三伏贴"或"三九贴"适用于虚寒性鼻炎，可降低鼻炎发病率。

【熏蒸】

药物组成：鱼腥草、苍耳子、金银花、白芷、川芎、薄荷、辛夷、黄芩各 15g。

操作：将药物放入容器内煎煮 20 分钟，取其热气熏鼻，间断深吸气，将气雾吸入鼻腔内，待无热气蒸发后治疗停止。一般熏 10 分钟左右，每天 2 次，7 天为 1 个疗程。

NOTE

第四节 乳蛾（慢性扁桃体炎）

一、概述

乳蛾又称喉蛾，是儿科最常见的咽喉疾病，临床以咽部喉核（腭扁桃体）肿大或伴红肿疼痛，甚至溃烂为主要特征。因其赤肿，状如乳头或蚕蛾，故名乳蛾，根据病程长短，有急、慢性之分。急性乳蛾喉核溃烂化脓者，名烂乳蛾；发生于一侧者，名单乳蛾；发生于双侧者，名双乳蛾；反复发作呈慢性者，又称母蛾、死蛾。

二、病因病机

咽喉为肺胃之门户，外邪犯肺，必经咽喉，或素体胃热炽盛，复感外邪，致肺胃受病，热伏肺胃，其热上冲咽喉而发病。风热邪毒从口鼻而入，热毒搏结于喉，脉络痹阻，气血壅滞。邪毒壅盛传里，或肺胃素有积热，复感外邪，循经上攻，搏结喉核，血败肉腐成脓。

小儿稚阴未长，热病久病伤阴，或素体阴虚，致肺胃阴虚，津液难以上承，虚火循经上灼咽喉，则喉核肿大日久不消。

本病病位在肺胃，病机与火热之毒壅聚咽喉有关。初起以邪实为主；病久邪热伤阴，多为虚证；反复发作易出现虚实夹杂证候。

三、辨证分型

1. 风热搏结证

喉核红肿未见化脓，咽喉疼痛，咽痒不适有异物感，发热重，恶寒轻，可见鼻塞流涕、头身疼痛等全身症状，舌红，苔薄白或薄黄，脉浮数，指纹浮紫。

2. 肺胃热盛证

喉核红肿明显，甚则溃烂化脓，吞咽困难，壮热不退，口干口臭，小便短赤，大便干燥，舌红苔黄腻，脉数，指纹紫滞。

3. 阴虚火热证

喉核肿大暗红，咽干咽痒，日久不愈或反复发作，干咳少痰，小便黄少，大便干结，舌红苔少，脉细数，指纹淡紫。

【针刺】

1. 治法

清热利咽，消肿止痛。

2. 取穴

主穴：扁桃体、合谷、大椎。

配穴：风热搏结加少商、曲池；肺胃热盛加厉兑、鱼际；阴虚火热加鱼际、太溪、翳风。

3. 操作

毫针常规刺，补法或平补平泻法。

[按语]

1. 针刺对乳蛾风热搏结和肺胃热盛证疗效较好。

2. 忌食辛辣刺激性食物，戒烟酒，避免有害气体的不良刺激。

3. 在呼吸系统疾病流行时，勿带儿童去人口密集的公共场所。

4. 慢性扁桃体炎经非手术疗法治疗无效，或反复发作者，宜考虑于急性期平息 3 周后做扁桃体切除术，以防伴发其他疾病。

NOTE

【艾灸】

1. 取穴

大椎、合谷、曲池、照海、三阴交。

2. 方法

大椎、曲池、三阴交可以选择温和灸；合谷、照海适合回旋灸。轻者每天 1 次，每穴 5 ～ 10 分钟；每日 2 ～ 3 次，每穴 5 ～ 10 分钟。

[按语]

1. 艾灸疗法可以改善小儿乳蛾的症状。

2. 艾灸疗法不适宜急性发作的风热乳蛾者，一般用于慢性发作的虚热乳蛾者。

3. 艾灸期间，宜多饮热开水，清淡饮食，保持室内通风，少去公共场所。

【小儿推拿】

1. 基本操作

（1）清肺经：小儿正坐或仰卧，术者在其侧旁，小儿无名指伸直，术者以拇指从小儿指尖向指根方向直推小儿无名指螺纹面 300 次。

（2）清胃经：继上势，术者以拇指指端沿小儿拇指螺纹面近掌端第 1 节指间关节向指根方向直推 300 次。

（3）清大肠：继上势，术者一手拿住小儿手掌，使其侧掌，并固定住食指，用另一手的拇指桡侧缘着力，从小儿食指根沿其食指桡侧缘向食指尖做直线推动约 300 次。

（4）运内八卦：继上势，术者一手托小儿四指，使掌心向上，另一手拇指顺时针方向推运内八卦 300 次。

（5）清天河水：继上势，术者以食、中二指指面自小儿前臂内侧正中，从腕横纹直推向肘横纹 300 次。

2. 阴虚火旺者随症加减

（1）补脾土：小儿正坐或仰卧，术者在其侧旁，一手捏拿住小儿手掌部使其掌心向上，另一手用食、中指夹住小儿拇指，用拇指指面着力，在小儿拇指末节的螺纹面处进行环行推摩约 300 次。

（2）揉二人上马：继上势，令小儿手心朝下，术者以拇指指端揉小儿无名指与小指掌指关节后凹陷中 200 次。

（3）揉足三里：继上势，术者一手扶住小儿小腿下部，一手用拇指端按揉足三里穴 100 次。

（4）按揉涌泉：继上势，术者以拇指螺纹面着力，稍用力在涌泉穴上揉约 100 次。

以上治疗每次约 15 分钟，每天治疗 1 次，5 次为 1 个疗程。

> [按语]
>
> 1. 注意居住环境空气流通及适当温度。
> 2. 患儿饮食宜清爽，忌发物，以防助长邪势。
> 3. 做好口腔护理，防止口腔黏膜破损。应积极治疗急性扁桃体炎，防止迁延成慢性或变生他病。

【敷贴】

药物组成：①方 1：皂角刺、威灵仙、蚤休、莪术、青黛、白附子各适量研粉，将药粉用醋调成膏状如花生米大小备用。②方 2：吴茱萸、肉桂、胡黄连各适量研粉，将药粉用生姜汁及蜂蜜调成膏状如花生米大小备用。

操作：以方 1 药膏敷于双扁桃体穴、双人迎穴；方 2 药膏敷于双涌泉穴。每次敷 2～4 小时，每 1～3 天 1 次。4 次为 1 个疗程。

NOTE

第五节 哮 喘

一、概述

哮喘是小儿时期常见的一种反复发作的哮鸣气喘性肺系疾病临床以反复发作性喘促气急，喉间哮鸣，呼气延长，严重者不能平卧，张口抬肩，摇身撷肚，唇口青紫为特征，常在清晨或夜间发作或加剧。

哮喘有明显的遗传倾向，初发年龄以 1 ～ 6 岁多见。发作有较明显的季节性，以秋季、春季气候多变时易于发病。大多数患儿经治疗可缓解或自行缓解，在正确的治疗和调护下，随年龄的增长，大都可以治愈。但若失于防治，喘息持续，或反复发作，迁延不愈，可延及成年，甚至遗患终身。

二、病因病机

哮喘的发病，内因责之于肺、脾、肾不足，痰饮内伏，以及先天禀赋遗传因素，成为哮喘之夙根；感受外邪、接触异物、饮食不慎、情志失调以及劳倦过度等，是哮喘的诱发因素。

三、辨证分型

1.肺热证
咳嗽喘息，声高息涌，喉间哮吼痰鸣，咳痰稠黄，胸膈满闷，身热面赤，口干，咽红，尿黄便秘，舌质红，苔黄，脉滑数。

2. 肺寒证

咳嗽气喘，喉间哮鸣，痰多白沫，形寒肢冷，鼻流清涕，面色淡白，恶寒无汗，舌淡红，苔白滑，脉浮滑。

3. 外寒内热证

喘促气急，咳嗽痰鸣，鼻塞喷嚏，流清涕，或恶寒发热，咯痰黏稠色黄，口渴，大便干结，尿黄，舌红，苔白，脉滑数或浮紧。

4. 肺脾气虚证

多反复感冒，气短自汗，神疲懒言，形瘦纳差，面白少华，便溏，舌质淡，苔薄白，脉细软。

5. 脾肾阳虚证

动则喘促咳嗽，气短心悸，面色苍白，形寒肢冷，脚软无力，腹胀纳差，大便溏泄，舌质淡，苔薄白，脉细弱。

6. 肺肾阴虚证

咳嗽时作，喘促乏力，咳痰不爽，面色潮红，夜间盗汗，消瘦气短，手足心热，夜尿多，舌质红，苔花剥，脉细数。

四、适宜技术

【针刺】

1. 治法

止哮平喘。

2. 取穴

以肺的背俞穴、募穴及肺经原穴为主。

主穴：定喘、肺俞、中府、膻中、太渊。

配穴：肺热者加曲池、大椎；肺寒者加列缺、神阙；外寒内热者加风池、大椎、内关；肺脾气虚者加气海、关元；脾肾阳虚者加脾俞、肾俞；肺肾阴虚者加太溪、涌泉。

3. 操作

毫针常规刺，可加灸。发作期每日治疗 1 ～ 2 次，缓解期每日或隔

NOTE

日治疗 1 次。

4. 方义

本病病位在肺，肺俞、中府乃肺之俞、募穴，俞募相配，调理肺脏、止哮平喘，虚实之证皆可用之；太渊为肺之原穴，与肺俞、中府相伍，可加强肃肺止哮平喘之功；定喘是止哮平喘的经验效穴；膻中为气之会穴，可宽胸理气止哮平喘。

[按语]

1. 哮喘可见于多种疾病，发作缓解后，应积极治疗原发病。

2. 多发作严重或哮喘持续状态，宜采取综合治疗措施。

3. 过敏性哮喘患儿应避免接触过敏原。

【艾灸】

1. 取穴

（1）发作期：定喘、膻中、天突、大杼、丰隆。

（2）缓解期：肺俞、脾俞、肾俞、膏肓、气海、足三里。

2. 方法

肺俞、脾俞、肾俞、膏肓选用隔姜灸；足三里、丰隆、大杼、天突、定喘选用温和灸；气海、膻中选用回旋灸。轻者每天 1 次，每穴 5～10 分钟；重者每日 2～3 次，每穴 5～10 分钟。

[按语]

1. 艾灸治疗哮喘发作有较好疗效。

2. 注意观察患者的发作时间与诱因，查明过敏原，避免再次吸入、接触或食入。

3. 艾灸期间，进行适当的体育锻炼和户外活动，以增强体质。避免受凉，防止感冒。

4. 在天气转冷之时，及时增减衣服，尤须注意颈部如天突、百劳、肺俞穴等处的保暖。

【 小儿推拿 】

1. 基本操作

（1）清肺经：小儿正坐或仰卧，术者在其侧旁，小儿无名指伸直，医者以拇指从小儿指尖向指根方向直推小儿无名指螺纹面 300 次。

（2）推小横纹：继上势，术者用拇指螺纹面着力，从小儿食指掌指关节横纹直推至小指掌指关节横纹 300 次。

（3）按天突：继上势，术者中指微屈，用中指端向下、向里随小儿呼吸起落按压其胸骨切迹上缘凹陷中，约 200 次。

（4）搓摩胁肋：继上势，术者用两手掌自小儿腋下搓摩至天枢穴水平处 100 次。

（5）揉肺俞：小儿正坐或俯卧，术者以两手拇指或一手食、中二指指端或螺纹面着力，同时揉动两侧肺俞 200 次。

2. 随证加减

（1）肺热证：加清天河水 300 次，揉内劳宫 300 次。

（2）肺寒证：加推三关 300 次，揉外劳宫 300 次。

（3）外寒内热证：加开天门 50 次，推坎宫 50 次，揉太阳 50 次，清大肠 100 次，退六腑 100 次。

（4）肺脾气虚证：加补脾土 300 次，推三关 300 次，揉足三里 100 次。

（5）脾肾阳虚证：加补脾土 300 次，补肾经 300 次，摩丹田 3 分钟。

（6）肺肾阴虚证：加补肺经 300 次，揉二人上马 200 次，揉三阴交 100 次。

以上治疗每次约 15 分钟，每天治疗 1 次，5 次为 1 个疗程。

[按语]

1.避免冷刺激。过敏性哮喘患儿要避免接触变应原。季节交替或气候变化较剧时注意防寒保暖,预防哮喘发作。

2.房间应注意经常通风及打扫。起居有常,寒温调适,防止感冒。

3.饮食有节,宜食清淡,营养要充足,尽量避免接触致敏食物。

4.平素注意扶正强身,适当运动锻炼,增强体质。

【拔罐】

取脾俞、肺俞、膻中穴,用闪火法,每穴速拔3～5次,不留罐。3天1次,5次为1个疗程。

【敷贴】

1.方法一

药物组成:麻黄、细辛、白芥子、皂角刺等。

操作:研细末,用生姜汁调成糊状,分做成直径为1cm的药饼,用胶布固定在双侧肺俞、双侧定喘、双侧脾俞穴上。夏季三伏的前10天为第1次敷贴时间,初伏、中伏、末伏及末伏后10天分别为第2、第3、第4、第5次敷贴时间,每次2～4小时,药贴后有灼热感,以可忍受为度,如敷贴后局部皮肤感觉疼痛,可提前取下。敷贴5次为1个疗程。连用3年。

2.方法二

发作期:定喘、膻中、天突、大杼、丰隆;缓解期:肺俞、脾俞、肾俞、膏肓、气海、足三里都可以选择进行"三伏贴"和"三九贴",这两种灸法适用于体虚哮喘者。

【熏蒸】

药物组成：鱼腥草 40g，炙麻黄 20g，细辛 2g，生姜 10g，罗布麻 4g。

操作：上方纱布包好，加水 1000mL，缸口用纸盖紧，中间留一小孔，待药煎熬，药气从孔中喷出时，令患儿张口对小孔熏。每次 15 分钟，每天可熏数次。

NOTE

第二章

脾胃系病证

第一节 鹅口疮

一、概述

鹅口疮是以口腔、舌上满布白屑为主要临床特征的一种口腔疾病。因其状如鹅口，故称鹅口疮；因其色白如雪片，故又名"雪口"。

本病一年四季均可发生。多见于新生儿，久病体弱者，或长期使用抗生素及激素的患者。轻者治疗得当，预后良好；若体虚邪盛者，鹅口疮白屑蔓延，阻碍气道，也可影响呼吸，甚至危及生命。

二、辨证分型

1. 心脾积热证

口腔满布白屑，周围焮红较甚，面赤唇红，或伴发热，烦躁多啼，口干或渴，大便干结，小便黄赤，舌红，苔薄白，脉滑或指纹紫滞。

2. 虚火上浮证

口腔内白屑散在，周围红晕不著，形体瘦弱，颧红，手足心热，口干不渴，舌红，苔少，脉细或指纹淡紫。

三、适宜技术

【针刺】

1. 治法

清热泻火止痛。

2. 取穴

以手厥阴、手足阳明经穴为主。

主穴：承浆、劳宫、合谷、地仓。

配穴：心脾积热证加合谷、劳宫；虚火上浮证加廉泉、通里、照海。唇内侧及上齿龈部发病较重者配水沟；下唇内侧及下齿龈缘发病较重者配承浆、舌尖舌面发病重者配廉泉；上腭发病重者配腭中（即上腭的正中点）。

3. 操作

毫针常规刺，心脾积热证用泻法，虚火上浮证针刺选平补平泻法。

4. 方义

劳宫为手厥阴经的荥穴，可清心火而止痛；地仓为足阳明经与阳跷脉之会，可清泻阳明邪热；合谷为四总穴之一，"面口合谷收"，可清泻阳明之热，为治疗口腔疾患的要穴。

[按语]

1. 针刺治疗鹅口疮有一定的疗效。

2. 平时注意口腔卫生，忌食辛辣刺激性食物，戒烟酒。

【艾灸】

1. 取穴

翳风、迎香、颧髎、颊车、地仓、足三里。

NOTE

2. 方法

翳风、迎香、颧髎、颊车、地仓选用温和灸，双侧足三里选取隔蒜片灸。轻者每天 1 次，每穴 5 分钟；重者每日 2 次，每穴 5 分钟。

［按语］

1. 艾灸疗法可以改善鹅口疮，但应同时积极治疗真菌感染。

2. 鹅口疮多见于婴幼儿，体质虚弱幼儿易患病，应注意清洁患儿各类用品，勤洗勤晒，可室内熏制艾条消毒，增强患儿免疫力。

3. 艾灸期间，宜多饮热开水，保持室内通风。

【小儿推拿】

1. 基本操作

（1）清脾胃：小儿正坐或仰卧，术者在其侧旁，用拇指螺纹面着力，在小儿拇指掌面，自指尖向指根处直推，约 100 次。

（2）清心经：继上势，术者在其侧旁，用拇指螺纹面着力，在小儿中指掌面，自指尖向指节处直推，约 100 次。

（3）清小肠：继上势，术者在其侧旁，用拇指桡侧缘着力，在小儿小指尺侧缘自指根向指尖处直推，约 100 次。

（4）掐揉四横纹：继上势，术者在其侧旁，用拇指甲从小儿食指掌面第 1 指间关节横纹掐起，依次掐中指、无名指、小指。然后再捻揉。

（5）揉板门：继上势，术者在其侧旁，用拇指端着力，在小儿手掌大鱼际平面中点揉动，约 100 次。

2. 随证加减

（1）心脾积热证：加清天河水 300 次，退六腑 300 次，水底捞月 50 次，揉中脘 200 次。

（2）虚火上浮证：加补脾胃 300 次，补肾经 300 次，揉二人上马 50 次，按足三里 30 次，揉涌泉 30 次，捏脊 6 遍。

以上治疗每次约 20 分钟，每天治疗 1 次，5 次为 1 个疗程。

[按语]

1. 注意保持小儿口腔清洁，防止口腔黏膜破损。

2. 小儿餐具应煮沸消毒，乳母乳头保持清洁，避免感染。

3. 注意给患儿加强营养，特别适量增加维生素 B_2 和维生素 C。

【敷贴】

1. 方法一

药物组成：冰片 9g，半夏 9g，南星 9g，巴豆 2 粒。

操作：将上药其研为细末，凉开水调和成糊状，摊于清洁白棉布块上，敷贴于双脚的涌泉穴。

2. 方法二

体质虚弱的小儿可在"三伏天"或"三九天"进行"三伏贴"或"三九贴"，以增强免疫力。取穴足三里等。具体方法见感冒。

NOTE

第二节　腹　痛

一、概述

　　腹痛指胃脘以下、脐之两旁及耻骨以上部位的疼痛。其中发生在胃脘以下，脐部以上部位的疼痛称为大腹痛；发生在脐周部位的疼痛，称为脐腹痛；发生在小腹两侧或一侧部位的疼痛，称为少腹痛；发生在下腹部正中部位的疼痛，称为小腹痛。

　　许多疾病均可引起腹痛，因婴幼儿不能诉说或表述不清，故小婴儿腹痛常表现为啼哭，因此必须详细检查，以免贻误病情。

二、病因病机

　　小儿腹痛主要与腹部中寒、乳食积滞、胃肠热结、脾胃虚寒和瘀血内阻等有关。病位主要在脾、胃、大肠，亦与肝有关。病机关键为脾胃肠腑气滞，不通则痛。

　　本病病初多以实证为主，若素体虚弱或病久致脏腑虚损者，呈现虚实夹杂或虚多实少之证。

三、辨证分型

1. 腹部中寒证

腹部疼痛，拘急疼痛，得温则舒，遇寒痛甚，痛处喜暖，面色苍白，痛甚者额冷汗出，唇色紫暗，肢冷不温，或兼吐泻，小便清长，舌淡，苔白滑，脉沉弦紧，指纹红。

2. 乳食积滞证

脘腹胀满，按之痛甚，嗳腐吞酸，不思乳食，矢气频作或腹痛欲泻，泻后痛减，或有呕吐，吐物酸馊，矢气频作，大便秽臭，夜卧不安，时时啼哭，舌红，苔厚腻，脉沉滑，指纹紫滞。

3. 胃肠结热证

腹痛胀满，疼痛拒按，大便秘结，烦躁口渴，手足心热，口唇舌红，舌苔黄燥，脉滑数或沉实，指纹紫滞。

4. 脾胃虚寒证

腹痛绵绵，时作时止，痛处喜按，得温则舒，面色㿠白，精神倦怠，手足清冷，纳食减少，或食后作胀，大便稀溏，舌淡苔白，脉沉细，指纹淡红。

5. 气滞血瘀证

腹痛经久不愈，痛有定处，痛如针刺，或腹部癥块拒按，肚腹硬胀，青筋显露，舌紫黯或有瘀点，脉涩，指纹紫滞。

四、适宜技术

【针刺】

1. 治法

通调腑气，缓急止痛。

2. 取穴

以相应的募穴、下合穴为主。

主穴：足三里、中脘、天枢、关元。

配穴：腹部中寒者加神阙、大椎；乳食积滞者加里内庭、天枢；脾胃虚寒者加脾俞、神阙；气滞者加期门、太冲；血瘀者加膈俞、阿是穴。

NOTE

3. 操作

常规消毒后，用 30 号 1 寸毫针直刺所选穴位，得气后，实则泻之，虚则补之，年龄较大患儿可以留针 15 ～ 20 分钟，直至腹痛消失。每日 1 次，10 次为 1 个疗程。腹部中寒者可以隔盐灸神阙穴；乳食积滞者挑刺四缝穴。

4. 方义

足三里为胃之下合穴，"肚腹三里留"，可调腑止痛。中脘为胃之募穴、腑之会，位于脐上，天枢为大肠之募，位于脐旁，关元为小肠之募，位于脐下，三穴布于脐之四周，可运转腹部气机和胃降逆止痛。

> [按语]
>
> 1. 针刺治疗腹痛效果较好，但针刺止痛后应明确诊断，积极治疗原发病，以防延误病情。
>
> 2. 如属急腹症患儿，在针刺治疗的同时应严密观察病情，必要时采取其他治疗措施。

【艾灸】

1. 取穴

中脘、天枢、关元、足三里、神阙、脾俞。

2. 方法

中脘、天枢、关元宜采用温和灸；足三里适合温和灸；神阙采用隔盐灸；脾俞适合隔姜灸。轻者每天 1 次，每穴 5 ～ 10 分钟；重者每日 2 ～ 3 次，每穴 5 ～ 10 分钟。

> [按语]
>
> 1. 艾灸疗法可以改善腹部中寒型、脾胃虚寒型、瘀血型腹痛症状。
>
> 2. 艾灸疗法不适宜乳食积滞型、气滞型腹痛。
>
> 3. 艾灸期间，宜多饮热开水，保持室内通风，少去公共场所。

NOTE

【小儿推拿】

1. 基本操作

（1）揉外劳宫：小儿正坐或仰卧，术者在其侧旁，一手捏住小儿手掌部使其掌背向上，另一手用拇指或中指端揉外劳宫穴 100 次。

（2）掐揉一窝风：继上势，术者在其侧旁，用拇指或中指指端着力，在小儿手背掌根中凹陷处做先掐后揉的操作 5 ~ 8 分钟。

（3）摩腹：患儿仰卧，腿微屈，术者在其侧旁，用手掌掌面或食、中、无名三指指面着力，在小儿腹部做环形抚摩 5 分钟。

（4）揉脐：继上势，术者在其侧旁，用中指端着力，在小儿脐部做揉法，约 3 分钟。

（5）按揉足三里：继上势，术者在其侧旁，用拇指端着力，在小儿外膝眼下 3 寸、胫骨旁开 1.5 寸处做按揉法，约 50 次。

（6）推、揉脾胃俞：小儿俯卧，术者在其侧旁，用食中指两指按揉小儿背部第 11、12 胸椎棘突下两侧旁开 1.5 寸处，约 300 次。

2. 随证加减

（1）腹部中寒证：加推三关 300 次，拿肚角 5 次。

（2）脾胃虚寒证：加补脾经 300 次，补胃经 300 次。

（3）虫积：加搓脐 3 分钟，推脐 100 次。

以上治疗每次约 20 分钟，每天治疗 1 次，5 次为 1 个疗程。

［按语］

1. 家长不擅自给患儿服止痛药，以免掩盖症状。

2. 急性婴幼儿腹痛者，要排除急腹痛。

3. 注意腹部保暖，不宜受寒；注意饮食卫生。

4. 家长应尽可能地注意到患儿的疼痛部位、持续的时间，伴随的症状及出现的先后顺序，以便医生诊断。

NOTE

【拔罐】

取关元、天枢、脾俞、胃俞穴，用闪火法，每穴速拔 3～5 次，不留罐。3 天 1 次，5 次为 1 个疗程。

【耳针】

1. 取穴

主穴：皮质下、腹、交感、神门、三焦、脾。

配穴：乳食积滞者加胃、肝、胰胆；胃肠结热者加大肠、直肠；脾胃虚寒者加大肠、小肠、肾上腺。有蛔虫指征者加耳迷根。

2. 方法

（1）毫针法：每次选 3～5 个穴位，用 75% 乙醇消毒耳郭相应部位，在选好穴位处捻入或插入进针，每隔 10～15 分钟行针 1 次，留针 20～30 分钟，每日或隔日 1 次，5～7 天为 1 个疗程。出针时迅速将毫针拔出，用消毒干棉球轻压针孔片刻，以防出血。

（2）压籽法：每次取一侧耳穴，两耳交替使用。耳郭常规消毒后，用中药王不留行籽贴压在所选穴位上，边贴边按压，贴紧固定，并嘱每日按压患者耳穴 3～5 次，以加强刺激。隔日换贴 1 次，5 次为 1 个疗程。如对胶布过敏，及时取下，以免造成耳部水肿。

（3）埋针法：常规消毒，把揿针刺入上述耳穴，胶布固定。每次针刺一侧耳穴，隔 2～4 天换针另一侧耳穴，10 次为 1 个疗程。埋针期间不可将埋针处弄湿以防感染，若洗头洗澡应先将揿针取出后再洗。疗程间休息 7 天。

【敷贴】

小儿腹痛属于脾胃虚寒性可在"三伏天"或"三九天"进行"三伏贴"或"三九贴"，以增强免疫力。取穴中脘、关元、脾俞、足三里等。具体方法见感冒。

NOTE

第三节 腹 泻

一、概述

小儿腹泻一年四季均可发生，以夏秋季节发病率为高，不同季节发生的泄泻，证候表现有所不同。2岁以下小儿发病率高，因婴幼儿脾常不足，易于感受外邪、伤于乳食，或脾肾气阳亏虚，均可导致脾病湿盛而发生泄泻。轻者治疗得当，预后良好；重者泻下过度，易见气阴两伤，甚至阴竭阳脱；久泻迁延不愈者，则易转为疳证。

二、病因病机

1. 病因

小儿泄泻的原因，以感受外邪、伤于饮食、脾胃虚弱为多见。其主要病位在脾胃。

2. 病机

因胃主受纳、腐熟水谷，脾主运化水湿和水谷精微，若脾胃受病，运化失职，则饮食入胃之后，水谷不化，精微不布，清浊不分，合污而下，致成泄泻。

NOTE

三、辨证分型

（一）急性腹泻

1. 伤食泻

大便稀溏，夹有乳凝块或食物残渣，气味酸臭，或如败卵，脘腹胀满，便前腹痛，泻后痛减，腹痛拒按，嗳气酸馊，或有呕吐，不思乳食，夜卧不安，舌苔厚腻，或微黄，脉滑实，指纹滞。

2. 风寒泻

大便清稀，夹有泡沫，臭气不甚，肠鸣腹痛，或伴恶寒发热，鼻流清涕，咳嗽，舌质淡，苔薄白，脉浮紧，指纹淡红。

3. 湿热泻

大便水样，或如蛋花汤样，泻下急迫，量多次频，气味秽臭，或见少许黏液，腹痛时作，食欲不振，或伴呕恶，神疲乏力，或发热烦闹，口渴，小便短黄，舌质红，苔黄腻，脉滑数，指纹紫。

（二）慢性腹泻

1. 脾虚泻

大便稀溏，色淡不臭，多于食后作泻，时轻时重，面色萎黄，形体消瘦，神疲倦怠，舌淡苔白，脉缓弱，指纹淡。

2. 脾肾阳虚泻

久泻不止，大便清稀，澄澈清冷，完谷不化，或见脱肛，形寒肢冷，面色白，精神萎靡，睡时露睛，舌淡苔白，脉细弱，指纹色淡。

3. 气阴两伤泻

泻下过度，质稀如水，精神委顿，或心烦不安，目眶及囟门凹陷，皮肤干燥或枯瘪，啼哭无泪，口渴引饮，小便短小，甚至无尿，唇红而干，舌红少津，苔少或无苔，脉细数。

4. 阴竭阳脱泻

泻下不止，次频量多，精神萎靡，表情淡漠，面色青灰或苍白，哭声微弱，啼哭无泪，尿少或无，四肢厥冷，舌淡无津，脉沉细欲绝。

四、适宜技术

【针刺】

1. 治法

健脾利湿，调肠止泻。

2. 取穴

以大肠的背俞穴、募穴及下合穴为主。

主穴：天枢、中脘、足三里。

配穴：①急性腹泻：伤食泻加四缝、里内庭；风寒泻加合谷、公孙；湿热泻加曲池、阳陵泉。②慢性腹泻：脾虚泻加脾俞、足三里、关元、长强；脾肾阳虚泻加肾俞、足三里、中脘、命门；气阴两伤泻加脾俞、气海、太溪、涌泉；阴竭阳脱泻加神阙、水沟、素髎、太溪、足三里。

3. 操作

急性腹泻用泻法，慢性腹泻用补法。四缝穴可用挑刺，脾虚久泻者可用灸法，灸百会、关元，长强平补平泻。针刺得气后，行针 1～2 分钟后即可出针，不留针。每日 1 次，重症者可 1 日 2 次。

4. 方义

本病病位在肠，故取大肠的募穴天枢、腑会中脘合用，可调理肠腑而止泻；足三里为胃之下合穴，"肚腹三里留"，可通腑止泻。

> [按语]
>
> 1. 针刺治疗腹痛效果较好。若急性胃肠炎或溃疡性结肠炎等因腹泻频繁而出现脱水现象者，应综合治疗。
>
> 2. 治疗期间应注意饮食卫生。宜食清淡，忌食生冷、辛辣、油腻之品。

NOTE

【艾灸】

1. 取穴

大肠俞、天枢、上巨虚、三阴交、神阙、脾俞、肾俞、足三里。

2. 方法

神阙采用隔盐灸；大肠俞、脾俞、肾俞、天枢、上巨虚、三阴交、足三里采用温和灸；轻者每天1次，每穴5～10分钟；重者每日2～3次，每穴5～10分钟。

[按语]

1. 艾灸疗法不适宜湿热型腹泻。

2. 艾灸期间，宜多饮热开水，保持室内通风，少去公共场所。

【小儿推拿】

1. 手部操作

（1）补脾上：小儿正坐或仰卧，术者在其侧旁，一手捏拿住小儿手掌部使其掌心向上，另一手用食、中指夹住小儿拇指，用拇指指面着力，在小儿拇指末节的螺纹面处进行环行推摩约300次。

（2）补大肠：继上势，术者一手拿住小儿手掌，使其侧掌，并固定住食指，用另一手的拇指桡侧缘着力，从小儿食指尖沿其食指桡侧缘向食指根做直线推动约200次。

2. 腹部操作

（1）揉脐及天枢：小儿取仰卧位，腿微曲，术者用食、中、无名三指分别放在3个穴位上，做环旋（顺时针、逆时针方向均可）揉动200次。

（2）摩腹：继上势，术者用手掌或四指在小儿整个腹部做逆时针方向的环旋摩动5分钟。

3. 下肢操作

继上势，术者一手扶住小儿小腿下部，一手用拇指端按揉足三里穴

1分钟。

4.背部操作

（1）揉龟尾：小儿取俯卧位，术者用一手中指指端着力，方向斜向上，揉尾椎骨端200次。

（2）推上七节骨：继上势，术者用拇指桡侧缘从小儿尾椎骨端沿脊柱向上直线推至第4腰椎下200次。

（3）捏脊：继上势，术者用双手拇指桡侧顶住皮肤，食、中指前按，余三手指前按同时用力捏拿小儿脊背部皮肤，从龟尾向上沿脊柱中线直捏到颈部，边捏边向上移动（拇指不离开皮肤，向上推，食、中指交替向上捻动），每捏拿三次再向上提捏1次，重复操作10遍。

以上治疗每次约15分钟，每天治疗1次，5次为1个疗程。

［按语］

1.慢性腹泻每天推拿1次；轻型腹泻，每天推拿1～2次；重型腹泻，应以药物治疗为主，配合推拿治疗。

2.手法宜缓柔，频率宜轻快，应注意把握手法作用力的方向。

3.背部操作时，应配合用葱姜水做介质的操作，可明显提高疗效。

4.如患儿出现脱水现象时应停止治疗，采取相应针对性处理措施。在纠正脱水的情况下，可继续推拿治疗。

【拔罐】

取脾俞、胃俞、大肠俞、神阙穴，用闪火法，每穴速拔3～5次，不留罐。3天1次，5次为1个疗程。

【刮痧】

（一）急性腹泻

1.治法

祛邪利湿，调腑止泻。取足太阳经和足阳明经，以泻刮为主。

NOTE

2. 处方与操作

泻刮足阳明胃经梁门穴至天枢穴的循行线，以皮肤微红为度；角揉天枢穴；泻刮足阳明胃经足三里穴至下巨虚穴的循行线，以皮肤微红为度，泻刮足太阳膀胱经脾俞至大肠俞穴的循行线，要求出痧。

风寒泻者，加泻刮足太阳膀胱经第1侧线大杼穴至大肠俞穴的循行线，要求出痧；湿热泻者，加拍痧曲泽、委中等穴；伤食泻者，加角揉胃俞、中脘穴，点按四缝穴。

（二）慢性腹泻

1. 治法

健脾温中，利湿止泻。取足太阳经、任脉、足阳明经、足太阴经，以补刮为主。

2. 处方与操作

补刮足太阳膀胱经第1侧线大杼穴至大肠俞穴的循行线，不必强求出痧；角揉脾俞、胃俞、大肠俞等穴；补刮任脉脐下至关元穴的循行线、足阳明胃经天枢穴至水道穴的循行线及足三里穴至下巨虚穴的循行线、足太阴脾经阴陵泉穴至三阴交穴的循行线，手法宜轻，均以皮肤微红为度。

脾虚泻加角揉足三里、三阴交；气阴两伤泻加角揉百会、气海、太溪穴；脾肾阳虚泻加角揉关元、百会、命门穴。

[按语]

1. 刮痧治疗小儿急性腹泻效果尤为突出，对慢性腹泻也有较好的止泻效果。

2. 急性腹泻刮痧治疗泻止后，应间隔3～6日再行刮痧1次，以巩固疗效。慢性腹泻则应隔6～7日刮痧1次，连续6次为1个疗程，休息2周后再开始第2个疗程，应坚持治疗2～3个疗程。

【耳针】

1. 取穴

主穴：小肠、大肠、脾、神门、交感。

配穴：伤食泻加胃；风寒泻加肺；湿热泻加耳尖、耳背静脉（放血）；脾虚泻加三焦；脾肾阳虚泻加肾；气阴两伤泻加胃、肾；阴竭阳脱泻加肾上腺。

2. 治法

（1）压籽法：为首选方法。耳郭常规消毒后，取中药王不留行籽贴压于所选耳穴上，并适当加压，每隔 1～2 小时按压 1 次。每日换贴 1 次，如对胶布过敏，嘱患者家长及时取下，以免造成耳部水肿。

（2）毫针法：每次选 3～5 个穴位，用 75% 乙醇消毒耳郭相应部位，在选好穴位处捻入或插入进针，每隔 10～15 分钟行针 1 次，留针 20～30 分钟，每日或隔日 1 次，5～7 天为 1 个疗程。出针时迅速将毫针拔出，用消毒干棉球轻压针孔片刻，以防出血。

（3）刺血法：湿热泻患者，每次取一侧耳穴，左右耳交替进行，按摩耳郭使其充血后，以 75% 乙醇做常规消毒，用注射针头点刺耳尖、耳背静脉及大肠，每隔 3 天治疗 1 次，每个穴位出血量为 10～20 滴。

（4）埋针法：常规消毒，把揿针刺入上述耳穴，胶布固定。每次针刺一侧耳穴，隔 2～4 天换针另一侧耳穴，10 次为 1 个疗程。埋针期间不可将埋针处弄湿以防感染，若洗头洗澡应先将揿针取出后再洗。疗程间休息 7 天。

[按语]

　　嘱患儿家长严格控制患儿饮食，每隔 6 小时方可进乳食 1 次，间隔期间可以给予饮水。

【熏蒸】

药物组成：鲜车前草 150g，鲜萹草 250g。

NOTE

操作：将上药适当切碎入药罐，加水约 1500mL，置武火上煮沸，然后将药液倒入备好的脚盆内，趁热将双脚置于盆沿上进行熏洗，让药液的蒸汽熏患儿双足底及内外踝，待药液温度在 30～40℃时（以患儿能够耐受为度，避免烫伤），即可将患儿双足放入脚盆内，使药液浸淹其足至踝部，家长趁热不断地把药液由患儿膝关节向下反复洗涤，边洗边揉其内、外踝，每次 20～30 分钟。每天早中晚各熏洗 1 次。3 天为 1 个疗程，一般使用 1～2 天有效。

第四节　积　滞

一、概述

积滞是指小儿内伤乳食，停聚中焦，积而不化，气滞不行所形成的一种胃肠疾患。以不思乳食，食而不化，脘腹胀满，嗳气酸腐，大便溏薄或秘结酸臭为特征。

二、病因病机

1. 乳食内积

小儿脾常不足，乳食不知自节。若调护失宜，喂养不当，则易为乳食所伤。伤于乳者，多因哺乳不节，过急过量，冷热不调；伤于食者，多由饮食喂养不当，偏食嗜食，暴饮暴食，或过食膏粱厚味，煎炸炙煿，或贪食生冷、坚硬难化之物，或添加辅食过多过快。盖胃主受纳，为水谷之海，其气主降；脾主运化，为生化之源，其气主升。若乳食不节，脾胃受损，受纳运化失职，升降失调，宿食停聚，积而不化，则成积滞。伤于乳者，为乳积；伤于食者，则为食积。

2. 脾虚夹积

若禀赋不足，脾胃素虚，或病后失调，脾气亏虚，或过用寒凉攻伐之品，致脾胃虚寒，腐熟运化不及，乳食稍有增加，即停滞不化，而成积滞。

NOTE

若积久不消，迁延失治，则可进一步损伤脾胃，导致气血生化乏源，营养及生长发育障碍，形体日渐消瘦，而转为疳证。

三、辨证分型

1. 乳食内积证

不思乳食，嗳腐酸馊，或呕吐食物、乳片，脘腹胀满疼痛，大便酸臭，烦躁啼哭，夜眠不安，手足心热，舌质红，苔白厚或黄厚腻，脉弦滑，指纹紫滞。

2. 脾虚夹积证

面色萎黄，形体消瘦，神疲肢倦，不思乳食，食则饱胀，腹满喜按，大便稀溏酸腥，夹有乳片或不消化食物残渣，舌质淡，苔白腻，脉细滑，指纹淡滞。

四、适宜技术

【针刺】

1. 治法
健脾和胃，消食化积。

2. 取穴
以胃、大肠的募穴、下合穴为主。

主穴：足三里、中脘、脾俞、四缝。

配穴：乳食内积者加梁门、建里；脾虚夹积者加脾俞、胃俞、下脘、梁门。

3. 操作
婴幼儿腹部腧穴可用指压法，其余穴位毫针常规刺。足三里、脾俞用补法；中脘用平补平泻法或补法；四缝穴应在严格消毒后用三棱针点刺，挤出少量黄水或乳白色黏液。对婴幼儿可采取速刺不留针。

4.方义

本病为胃肠运化失常，故取胃之募穴、腑会中脘，胃之下合穴足三里合脾之背俞穴共奏健运脾胃、化滞消疳之效；四缝为经外奇穴，是治疗疳积的经验效穴。

［按语］

1.针刺对治疗本病效果较好。如因寄生虫、结核病等其他慢性疾病所致的患者，应根治其原发病。

2.患儿乳食须定时定量，不宜过饱，勿过食肥甘油腻、生冷。

【艾灸】

1.取穴

天枢、足三里、中脘、梁门、脾俞、胃俞。

2.方法

天枢、中脘、梁门、足三里采用温和灸；脾俞、胃俞适合温灸盒灸。轻者每天1次，每穴5～10分钟；重者每日2～3次，每穴5～10分钟。

［按语］

1.艾灸疗法可以改善积滞所引发的厌食、腹胀、腹痛等不舒适的症状。

2.艾灸疗法不适宜乳食内积属实热证者，一般用于脾胃虚弱属虚寒证者。

3.艾灸期间，宜多饮热开水，保持室内通风，少去公共场所。

【小儿推拿】

1.手部操作

（1）揉板门：小儿正坐或仰卧，术者在其侧旁，一手捏拿住小儿手掌部使其掌心向上，另一手用拇指指甲着力，用拇指螺纹面着力，揉小

NOTE

儿大鱼际处 50 次。

（2）掐揉四横纹：继上势，术者另一手用拇指指甲着力，在小儿食、中、无名、小指第 1 指间关节横纹处各掐 5 次，继之揉 100 次。

（3）运内八卦：继上势，术者用拇指螺纹面着力，在小儿手掌心四周八卦穴做顺时针方向运法 30 次。

2. 腹部操作

摩腹：患儿取仰卧位，术者用手掌在小儿整个腹部做顺时针方向的环形抚摩 5 分钟。

3. 背部操作

（1）按揉脾俞、胃俞、肾俞穴：患儿取俯卧位，术者用食、中指螺纹面于脊柱两侧的相应穴按揉，每穴各 50 次。

（2）捏脊：继上势，术者用双手拇指桡侧顶住患儿脊柱皮肤，食、中指前按，同时用力捏拿小儿脊背部皮肤，从龟尾向上沿脊柱中线直捏到颈部，边捏边向上移动（拇指不离开皮肤，向上推，食、中指交替向上捻动），每捏拿 3 次再向上提捏 1 次，重复操作 10 遍。

以上治疗每次约 20 分钟，每天治疗 1 次，10 次为 1 个疗程。连续推拿至病情痊愈。

［按语］

1. 捏脊手法宜缓柔轻快。

2. 掐揉四横纹时注意刺激量不宜过大，以患儿能忍受为宜。

3. 注意饮食调养，平时多做腹部的按摩和背部按揉。

【拔罐】

本病采用留罐法。选穴中脘、天枢，用闪火法拔罐，留置 5 ～ 10 分钟，以皮肤起丹痧为度。每日 1 次。

【敷贴】

1. 方法一

药物组成：苍术、肉桂、木香、胡黄连、吴茱萸、干姜各等量。

操作：上药共研细末。取适量以温水调和，制成约含生药量 3g 的药饼。将药饼置于神阙、中脘、天枢、脾俞穴上，胶布固定。每日 1 次，敷贴时间 2～4 小时，5 日为 1 个疗程。

2. 方法二

小儿脾胃虚弱者可在"三伏天"或"三九天"进行"三伏贴"或"三九贴"，以增强免疫力，预防积滞的发生。取穴脾俞、胃俞、中脘、足三里等。具体方法见感冒。

【耳针】

1. 取穴

主穴：小肠、胃、胰胆、脾。

配穴：乳食内积证加大肠；脾虚夹积证加三焦、内分泌。

2. 方法

（1）毫针法：每次选 3～5 个穴位，用 75% 乙醇消毒耳郭相应部位，在选好穴位处捻入或插入进针，每隔 10～15 分钟行针 1 次，留针 20～30 分钟，每日或隔日 1 次，5～7 天为 1 个疗程。出针时迅速将毫针拔出，用消毒干棉球轻压针孔片刻，以防出血。

（2）压籽法：每次取一侧耳穴，两耳交替使用。耳郭常规消毒后，用中药王不留行籽贴压在所选穴位上，边贴边按压，贴紧固定，并嘱每日按压患者耳穴 3～5 次，以加强刺激。隔日换贴 1 次，5 次为 1 个疗程。如对胶布过敏，及时取下，以免造成耳部水肿。

（3）埋针法：常规消毒，把揿针刺入上述耳穴，胶布固定。每次针刺一侧耳穴，隔 2～4 天换针另一侧耳穴，10 次为 1 个疗程。埋针期间不可将埋针处弄湿以防感染，若洗头洗澡应先将揿针取出后再洗。疗程间休息 7 天。

NOTE

第五节 流 涎

一、概述

流涎是指小儿唾液过多而引起口涎外流的一种常见症。本病多由饮食不当，如喂养母乳过热而致脾胃湿热，熏蒸于口，或脾胃虚弱，固摄失职等，引起唾液从口内外流而发病。

二、病因病机

1. 先天脾虚
先天不足，后天失养，脾胃虚弱，固摄失职，口液外流。

2. 后天脾热
后天母乳过热，或嗜食辛辣，脾胃湿热，熏蒸于口而流涎不止。

三、适宜技术

【针刺】

1. 治法
清利湿热，健脾和胃。

2. 取穴
主穴：合谷、地仓、承浆、廉泉。

配穴：脾虚者加足三里、三阴交；脾热者加脾俞、心俞。虫积、食积者加中脘、天枢、四缝。

3. 操作

毫针常规针刺。医者手持30号1寸毫针，先刺合谷，进针后。针尖向下，补法运针，使针感上传面颊，继刺廉泉、地仓（地仓透向颊车）、承浆，用捻转补法。得气后，留针20分钟，隔10分钟重复行针1次。

[按语]

1. 注意饮食卫生，勿暴饮暴食，损伤脾胃。

2. 勿常吻、捏其腮部，以免刺激涎液分泌。

3. 勤换兜布，用柔软纱布擦拭涎水。

【艾灸】

1. 取穴

脾俞、肾俞、颊车、地仓、夹承浆、三阴交、合谷。

2. 方法

脾俞、肾俞采用隔附子饼灸；颊车、地仓、夹承浆采用回旋灸；三阴交、合谷采用温和灸。轻者每天1次，每穴5～10分钟；重者每日2～3次，每穴5～10分钟。

[按语]

1. 艾灸疗法可以有效缓解患儿流涎症状。

2. 艾灸疗法过程中，应注意观察患儿表情，以防烫伤。

3. 艾灸期间，宜多饮热开水，保持室内通风，少去公共场所。

【小儿推拿】

1. 补法操作

（1）补脾土：小儿正坐或仰卧，术者在其侧旁，一手捏拿住小儿手掌部使其掌心向上，另一手用食、中指夹住小儿拇指，用拇指指面着力，在小儿拇指末节的螺纹面处进行环行推摩约 200 次。

（2）补肺经：继上势，术者一手拿住小儿手掌，另一手的拇指桡侧缘着力，在小儿无名指末节的螺纹面处进行环行推摩约 200 次。

（3）补肾经：继上势，术者一手拿住小儿手掌，另一手的拇指桡侧缘着力，在小儿小指末节的螺纹面处进行环行推摩约 200 次。

（4）摩腹：小儿取仰卧位，术者在脐侧旁，以小儿脐为中心，用掌面着力，在腹部做逆时针环形摩动 100 次。

（5）捏脊：继上势，术者用双手拇指桡侧顶住皮肤，食、中指前按，余三手指前按同时用力捏拿小儿脊背部皮肤，从龟尾向上沿脊柱中线直捏到颈部，边捏边向上移动（拇指不离开皮肤，向上推，食、中指交替向上捻动），每捏拿三次再向上提捏 1 次，重复操作 10 遍。

2. 消法操作

（1）清大肠：小儿正坐或仰卧，术者在其侧旁，一手侧握小儿四指，使小儿掌心向上，另一手用拇指桡侧面，自小儿虎口直推至食指尖 300 次。

（2）掐揉四横纹：继上势，一手捏拿住小儿手掌部使其掌心向上，另一手用拇指指甲着力，在小儿食、中、无名、小指第 1 指间关节横纹处各掐 5 次，继而揉之 100 次。

（3）揉板门：继上势，术者用拇指螺纹面着力，揉小儿大鱼际处 50 次。

（4）运内八卦：继上势，术者用拇指螺纹面着力，在小儿手掌心内做顺时针方向运法 200 次。

以上治疗每次约 20 分钟，每天治疗 1 次，10 次为 1 个疗程。

［按语］

1. 手法宜缓柔，频率宜轻快，掐揉四横纹时不宜用力过大。

2. 注意口腔卫生，嘱家属不宜用手捏患儿腮部。

3. 患儿下颌部及前颈、胸前部宜保持干燥。

【拔罐】

拔罐治疗本病疗效较佳。一般选取脾俞、胃俞、肾俞穴，用闪火法，每穴速拔 3 ～ 5 次，不留罐。3 天 1 次，5 次为 1 个疗程。

【敷贴】

1. 方法一

药物组成：天南星 100g，白醋 25 ～ 50mL。

操作：二者充分和匀待用。每日晨起取用蚕豆大，分别敷于两涌泉穴，胶布固定，晚上睡觉前去掉药物。每日 1 次，10 次为 1 个疗程。

2. 方法二

小儿先天脾虚者可在"三伏天"或"三九天"进行"三伏贴"或"三九贴"，以增强免疫力，缓解流涎症状。取穴脾俞、肾俞等。具体方法见感冒。

NOTE

第六节　呕　吐

一、概述

呕吐是因胃失和降，气逆于上，胃中乳食上逆经口而出的一种病证。临床以婴幼儿多见，好发于夏秋季节。呕吐可见于西医学多种疾病过程中，如消化功能紊乱、急慢性胃肠炎、胰腺炎、肠梗阻、先天性肥厚性幽门狭窄及肠套叠等。临床应详查病因，明确诊断，积极治疗原发病，以免贻误病情。

二、病因病机

小儿呕吐的病因有外邪犯胃、乳食积滞、胃中积热、脾胃虚寒、肝气犯胃等，病变部位主要在胃，亦与肝脾相关。基本病机为胃失和降，气逆于上。

三、辨证分型

1. 外邪犯胃证

起病急，突发呕吐，吐物清冷，胃脘不适或疼痛，伴发热恶寒，鼻塞流涕，全身不适，舌淡红，苔白，脉浮紧，指纹红。

2. 乳食积滞证

呕吐酸臭乳块或不消化食物，不思乳食，口气臭秽，脘腹胀满，吐后觉舒，大便秘结或泻下酸臭，舌质红，苔厚腻，脉滑数有力，指纹紫滞。

3. 胃热气逆证

食入即吐，呕吐频繁，呕秽声洪，吐物酸臭，口渴多饮，面赤唇红，烦躁少寐，舌红苔黄，脉滑数，指纹紫滞。

4. 脾胃虚寒证

食后良久方吐，或朝食暮吐，暮食朝吐，吐物多为清稀痰水或不消化乳食残渣，伴面色苍白，精神疲倦，四肢欠温，食少不化，腹痛便溏，舌淡苔白，脉迟缓无力，指纹淡。

5. 肝气犯胃证

呕吐酸苦，或嗳气频频，每因情志刺激加重，胸胁胀痛，精神郁闷，易怒易哭，舌边红，苔薄腻，脉弦，指纹紫。

四、适宜技术

【针刺】

1. 治法

和胃止呕。

2. 取穴

以胃的募穴、下合穴为主。

主穴：中脘、内关、足三里。

配穴：外邪犯胃加外关、合谷；乳食积滞加下脘、梁门；肝气犯胃加太冲、期门；脾胃虚寒加脾俞、胃俞。暴受惊恐加太冲、神门、阳陵泉。

3. 操作

毫针常规刺。虚证可加灸。

NOTE

4. 方义

本病病位在胃，中脘乃胃之募、腑之会，穴居胃脘部，可理气和胃止呕；足三里为胃的下合穴，"合治内腑"，可梳理胃肠气机，与中脘远近相配，通降胃气；内关为手厥阴经络穴，又为八脉交会穴，通于阴维脉，可宽胸理气，和胃降逆，为止呕要穴。三穴合用，共奏和胃降逆止呕之功。

> ［按语］
>
> 1. 针刺治疗呕吐效果良好。
>
> 2. 注意饮食，宜定时定量，不宜过饱；食物宜新鲜、清洁；不要过食辛辣、炙烤和肥腻的食物。
>
> 3. 呕吐是一个症状，许多疾病都能引起呕吐，要积极查明呕吐原因，针对病因治疗。对反复呕吐导致脱水、电解质紊乱者，应予支持疗法和对症治疗。

【艾灸】

1. 取穴

中脘、足三里、内关、合谷、丰隆、脾俞。

2. 方法

中脘采用温和灸；足三里、内关、合谷、丰隆采用温和灸；脾俞采用隔姜灸。轻者每天 1 次，每穴 5 ～ 10 分钟；重者每日 2 ～ 3 次，每穴 5 ～ 10 分钟。

> ［按语］
>
> 1. 艾灸疗法可以有效缓解患者呕吐症状。
>
> 2. 艾灸疗法过程中，应注意观察患儿表情，以防烫伤。
>
> 3. 艾灸期间，宜多饮热开水，保持室内通风，少去公共场所。

【 小儿推拿 】

1. 运内八卦

小儿正坐或仰卧，术者在其侧旁，一手托小儿四指，使掌心向上，另一手拇指推运内八卦 300 次。顺时针方向为补，逆时针方向为泻。

2. 推板门

继上势，术者用拇指桡侧面着力，自小儿掌根横纹处直推至拇指指根处 100 次。

3. 揉中脘

小儿仰卧，术者用掌根着力，在小儿腹部中脘穴处做顺时针方向环形揉动 50 次。

4. 摩腹

继上势，术者用手掌掌面或食、中、无名三指指面在小儿腹部做顺时针方向环形抚摩 5 分钟。

5. 按揉足三里

继上势，术者用拇指螺纹面着力，按揉小儿足三里穴，左右各 100 次。

以上治疗每次约 15 分钟，每天治疗 1 次，5 次为 1 个疗程。

［按语］

1. 运内八卦多用逆运法，以降胃气，操作时应盖住或轻运离宫（离属心，恐动心火）。

2. 呕吐频繁时，应暂时禁食，待病情缓解后，先给予清淡饮食，少食多餐。

3. 哺乳时不宜过急，以防吞入空气。母亲饮食宜清淡、富有营养，不进食辛辣刺激食物等。

4. 加强护理，防止呕吐物吸入继发吸入性肺炎等。

NOTE

【拔罐】

取中脘、脾俞、胃俞穴，用闪火法，每穴速拔 3 ～ 5 次，不留罐。3 天 1 次，5 次为 1 个疗程。

【敷贴】

1. 方法一

药物组成：藿香正气散、食醋各适量。

操作：二者充分和匀待用。每日晨起取用蚕豆大，分别敷于两涌泉穴，胶布固定，晚上睡觉前去掉药物。每日 1 次，10 次为 1 个疗程。

2. 方法二

脾胃虚寒小儿可在"三伏天"或"三九天"进行"三伏贴"或"三九贴"，以增强免疫力，降低呕吐发生率。取穴脾俞、足三里等。具体方法见感冒。

第七节 厌 食

一、概述

厌食是小儿时期的一种常见病证，临床以较长时期厌恶进食、食量减少为特征。

二、病因病机

厌食病因有先天因素及后天因素，病变脏腑主要在脾胃，病机关键为脾胃失健，纳化失和。小儿生机蓬勃，发育迅速，但脏腑娇嫩，脾常不足，若先天禀赋不足，或后天调护失宜，都可影响脾胃的正常纳化功能，致脾胃不和，纳化失健，而成厌食。

三、辨证分型

1. 脾失健运证

食欲不振，厌恶进食，食而乏味，或伴胸脘痞闷，嗳气泛恶，大便不调，偶尔多食后则脘腹饱胀，形体尚可，精神正常，舌淡红，苔薄白或薄腻，脉尚有力。

NOTE

2. 脾胃气虚证

不思进食，食而不化，大便偏稀，夹有不消化食物，面色少华，形体偏瘦，肢倦乏力，舌质淡，苔薄白，脉缓无力。

3. 脾胃阴虚证

不思进食，食少饮多，皮肤失润，大便偏干，小便短黄，甚或烦躁少寐，手足心热，舌红少津，苔少或花剥，脉细数。

四、适宜技术

【针刺】

1. 治法

健脾和胃，益气养阴。

2. 取穴

以任脉、足阳明经穴为主。

主穴：脾俞、中脘、建里、胃俞、足三里、四缝。

配穴：脾失健运者加下脘、梁门；脾胃气虚者加足三里、公孙；脾胃阴虚者加太溪、内庭。

3. 操作

毫针常规针刺。脾胃虚弱者用补法，其他证型平补平泻。先取四缝穴严格消毒后，用三棱针刺入约 0.1 寸深，出针后挤出黄色液体，用清洁消毒棉球拭干。四缝穴隔 2～3 日取 1 次，每次取双侧。背俞穴不宜直刺、深刺。

4. 方义

四缝穴为经外奇穴，有理脾生津之功效；脾俞为脾的背俞穴合胃俞可行健脾和胃之功；中脘、建里疏调脘腹经气，以助胃纳和脾之运化；足三里是足阳明胃经合穴，可和胃健脾、补养气血。

［按语］

1. 因患其他疾病而出现食欲不振者应及时治疗原发疾病。缺锌者应积极补充锌等微量元素。

2. 注意心理教育，避免惊吓和过度紧张，进餐时尽力保持小儿心情愉快。

3. 对神经性厌食者不可强迫小儿进食，应该暂停进食，以正常饥饿刺激食欲，增强疗效。

4. 建立良好的进食习惯。调节饮食是预防小儿厌食症的重要措施，应纠正小儿偏食、吃零食等不良的饮食习惯，定时进餐，进食量避免过多或过少，使生活规律化。

【艾灸】

1. 取穴

大椎、脾俞、足三里、命门、肾俞、中脘、神阙。

2. 方法

大椎、脾俞、命门、肾俞、神阙、中脘选用隔姜灸；足三里可以选择温和灸。轻者每天1次，每穴5～10分钟；重者每日2～3次，每穴5～10分钟。

［按语］

1. 吃饭应以"吃饱而不过饱"为原则，定时进食，每天三餐饭，中间加两次点心和水果较为适宜。

2. 要保持轻松愉快的进食情绪。

3. 艾灸期间，应少吃油炸等燥热食物、肥厚食物和生冷食物，以免增加胃肠负担，影响食欲。

NOTE

【小儿推拿】

1. 补脾经

小儿正坐或仰卧，术者在其侧旁，一手捏拿住小儿手掌部使其掌心向上，另一手用食、中指夹住小儿拇指，用拇指指面着力，在小儿拇指末节的螺纹面处进行环行推摩。约 300 次。

2. 顺运内八卦

小儿正坐或仰卧，术者在其侧旁，一手捏拿住小儿手掌部使其掌心向上，另一手以拇指面自乾卦向坎卦运至兑卦为一遍，运至离卦时轻轻而过。运 100 ～ 500 次。

3. 揉板门

继上势，一手捏拿住小儿手掌部使其掌心向上，另一手用拇指或食指在大鱼际平面的中点上做揉法。1 分钟。

4. 掐揉四横纹

继上势，一手捏拿住小儿手掌部使其掌心向上，另一手以拇指甲依次掐揉四横纹穴。掐 3 ～ 5 次，揉 100 次。

5. 摩中脘

小儿仰卧位，腿微曲，术者用掌心或四指在小儿中脘穴做环旋摩动。约 5 分钟。

6. 分腹阴阳

小儿取卧位，术者用两拇指指端沿肋弓角边缘向两旁做分推。100 ～ 200 次。

7. 按揉足三里

小儿取仰卧位，腿微弯曲，术者一手扶住小儿小腿下部，一手用拇指端按揉足三里穴。约 1 分钟。

8. 按揉脾俞、胃俞、肾俞

小儿取俯卧位，术者以两拇指螺纹面或食中二指螺纹面着力于两侧腧穴做按揉法。揉 100 ～ 200 次。

9. 捏脊

继上势，术者用双手拇指桡侧顶住皮肤，食、中指前按，余三手指前按同时用力捏拿小儿脊背部皮肤，从龟尾向上沿脊柱中线直捏到颈部，边捏边向上移动（拇指不离开皮肤，向上推，食、中指交替向上捻动），每捏拿 3 次再向上提捏 1 次，重复操作 10 遍。

以上治疗每次约 15 分钟，每天治疗 1 次，10 次为 1 个疗程。

［按语］

1. 要改善小儿厌食情况，首先要保持合理的膳食，建立良好的进食习惯。

2. 动物食品含锌较多，须在膳食中保持一定的比例，增加锌的摄入量可以增加食欲。

3. 如有慢性疾病和营养不良，须及早治愈。

【拔罐】

拔罐治疗本病疗效较好。一般可取足三里、中脘、脾俞、胃俞穴，用闪火法，每穴速拔 3 ～ 5 次，不留罐。3 天 1 次，5 次为 1 个疗程。

【刮痧】

1. 治法

和胃健脾，益气养阴。取足太阳经、任脉、足阳明经，以补刮为主。

2. 处方与操作

补刮足太阳膀胱经第 1 侧线大杼穴至大肠俞穴的循行线，不必强求出痧；补刮脊柱两侧夹脊穴，以皮肤微红为度；补刮任脉上脘穴至水分穴的循行线，以皮肤微红为度；角揉建里；补刮足阳明胃经梁门穴至天枢穴的循行线，以皮肤微红为度；角揉梁门；补刮足阳明胃经足三里穴至下巨虚穴的循行线，以皮肤微红为度；角揉足三里。

脾失健运者，加角揉内关、公孙穴；脾胃气虚者，加角揉脾俞、胃

NOTE

俞穴；脾胃阴虚者，加角揉三阴交、内庭穴。

[按语]

1. 刮痧治疗小儿厌食效果较好，但应当积极寻找引起厌食的病因，采取相应措施。

2. 刮痧后酌情饮用 100 ～ 200mL 温开水。

3. 应间隔 3 ～ 6 日刮痧 1 次，连续 6 次为 1 个疗程，休息 2 周后再开始第 2 个疗程，应坚持治疗 2 ～ 3 个疗程。

【敷贴】

1. 方法一

药物组成：桂枝 15g，白芍 30g，炙甘草 6g，黄芪 15g，大枣 6g，党参、白术各 10g，吴茱萸 12g。

操作：上药共炒焦，研细末调匀，装瓶封盖。用时以黄酒将药粉调匀成糊状，取适量药糊填于神阙穴。每日 1 次，每次 4 ～ 6 小时，7 天为 1 个疗程。

2. 方法二

小儿体质虚弱者可在"三伏天"或"三九天"进行"三伏贴"或"三九贴"，以增强免疫力，促进胃肠蠕动。取穴大椎、脾俞、命门、肾俞、中脘、足三里等。具体方法见感冒。

第 三 章

心肝系病证

第一节 汗 证

一、概述

汗证是指小儿在安静状态下，正常环境中，全身或局部出汗过多甚则大汗淋漓的一种病证。多见于 5 岁以内的小儿。

小儿汗证有自汗、盗汗之分。睡中汗出，醒时汗止者，称为盗汗；不分寤寐，无故出汗者，称自汗。盗汗多属阴虚，自汗多属阳虚。小儿汗证往往自汗、盗汗并见。

二、病因病机

小儿脏腑娇嫩，元气未充，腠理不密，若先天禀赋不足，或后天脾胃失调，肺气虚弱，均可自汗或盗汗。肺主皮毛，脾主肌肉，肺脾气虚，表虚不固，故汗出不止。

营卫为水谷之精气，正常状态下，营行脉中，卫行脉外，营卫之行不失于其常。若小儿营卫之气生成不足，或受疾病影响，或病后护理不当，营卫不和，致营气不能内守而敛藏，卫气不能卫外而固密，则津液从皮毛外泄，发为汗证。

气属阳，血属阴。小儿血气嫩弱，大病久病之后，多气血亏损；或先天不足，后天失养的体弱小儿，气阴虚亏。气虚不能敛阴，阴亏虚火内炽，迫津外泄而为汗。

小儿脾常不足，若平素饮食肥甘厚味，可致积滞内生，郁而生热。甘能助湿，肥能生热，蕴阻脾胃，湿热郁蒸，外泄肌表而致汗出。

小儿汗证有虚实之分，虚证有肺卫不固、营养失调、气阴亏损，实证多因湿热迫蒸所致。

三、辨证分型

1. 肺卫不固证

以自汗为主，或伴盗汗，以头部、肩背部汗出明显，活动尤甚，神疲乏力，面色少华，平时易患感冒，舌质淡，苔薄白，脉细弱。

2. 营卫失调证

以自汗为主，或伴盗汗，汗出遍身而不温，畏寒恶风，不发热或伴低热，精神疲倦，胃纳不振，舌质淡红，苔薄白，脉缓。

3. 气阴亏虚证

以盗汗为主，也常伴自汗，形体消瘦，汗出较多，神萎不振，心烦少寐，寐后汗多，或伴低热，口干，手足心灼热，哭声无力，口唇淡红，舌质淡，苔少或见剥苔，脉细弱或细数。

四、适宜技术

【针刺】

1. 治法

止汗。

2. 取穴

主穴：鱼际、复溜、合谷、大椎。

配穴：肺卫不固证加太渊；气阴亏虚证加太溪、涌泉、气海。

3. 操作

常规消毒后，用1～1.5寸30号毫针，快速进针得气后，行捻转

NOTE

补法，留针 15 ～ 20 分钟，年龄较小的幼儿，得气后不留针。每日 1 次，10 次为 1 个疗程。

> [按语]
>
> 1. 增强小儿体质，进行适当锻炼，预防感冒。
> 2. 积极治疗引起本病的各种急慢性疾病，重视病后调理。
> 3. 注意饮食调节，合理喂养，避免辛辣肥甘等食物。

【艾灸】

1. 取穴

肺俞、脾俞、心俞、内关、合谷、气海、足三里、复溜。

2. 方法

肺俞、脾俞、心俞适宜用温灸盒灸；内关、合谷、足三里、复溜适合用温和灸；气海采用温和灸。轻者每天 1 次，每穴 5 ～ 10 分钟；重者每日 2 ～ 3 次，每穴 5 ～ 10 分钟。

> [按语]
>
> 1. 艾灸疗法可以改善自汗或无汗患者症状。
> 2. 艾灸疗法不适用于阴虚盗汗患者。
> 3. 艾灸期间，宜多饮热开水，保持室内通风，少去公共场所。

【小儿推拿】

1. 手部操作

（1）补脾土：小儿正坐或仰卧，术者在其侧旁，一手捏拿住小儿手掌部使其掌心向上，另一手用拇指螺纹面着力，在患儿拇指的螺纹面旋推 300 次。

（2）补肾经：继上势，在患儿小指螺纹面做旋推 300 次。

（3）揉肾顶：继上势，在患儿小指指端揉按 300 次

（4）推三关：继上势，用拇指或食、中两指螺纹面着力，沿患儿前

臂桡侧自腕横纹向肘横纹直推 300 次。

（5）揉二人上马：将小儿手掌心向下，另一手用拇指指端着力，揉患儿无名指、小指的掌指关节的手背侧凹陷处 100 次。

2. 背部操作

按揉风门：患儿取俯卧位，术者用食、中指螺纹面于脊柱两侧第 2 胸椎旁开 1.5 寸风门穴按揉 100 次。

以上治疗每次约 20 分钟，每天治疗 1 次，10 次为 1 个疗程。

> ［按语］
> 1. 手法宜轻柔缓和，推拿时间不宜过短。
> 2. 推拿时可隔层内衣操作，避免直接吹风。
> 3. 注意个人卫生，勤换衣被，保持皮肤清洁和干燥，防止感冒。
> 5. 汗出过多者，应及时补充水分和矿物质。勿食辛辣、煎炒、炙烤等食物。

【拔罐】

取肺俞、脾俞、肾俞穴，用闪火法，每穴速拔 3 ~ 5 次，不留罐。3 天 1 次，5 次为 1 个疗程。

【刮痧】

1. 治法

养阴益气止汗。取督脉、任脉、足太阳、足阳明、足太阴经，以补刮为主。

2. 处方与操作

补刮督脉大椎穴至命门穴的循行线、足太阳膀胱经第 1 侧线肺俞穴至肾俞穴的循行线，不必强求出痧；补刮任脉脐下至关元穴的循行线、足阳明胃经足三里穴至下巨虚穴的循行线、足太阴脾经阴陵泉穴至三阴交穴的循行线，均以皮肤微红为度。

NOTE

肺卫不固者，加角揉肺俞、膏肓穴；营卫失调者，加角揉合谷、复溜穴；气阴亏虚者，加角揉阴郄、太溪穴。

［按语］

1. 刮痧对于自汗、盗汗疗效较好，但同时应注重引起自汗、盗汗的原发病治疗。

2. 刮痧后饮用 100 ～ 200mL 温开水。

3. 应间隔 6 ～ 7 日刮痧 1 次，一般连续 4 次为 1 个疗程，休息 1 ～ 2 周后再行第 2 个疗程，坚持治疗 2 ～ 3 个疗程。

【敷贴】

小儿气虚自汗者可在"三伏天"或"三九天"进行"三伏贴"或"三九贴"，以增强免疫力。取穴脾俞、肺俞、气海、足三里等。具体方法见感冒。

NOTE

第二节　惊　风

一、概述

惊风是小儿常见的一种急重病证，临床以抽搐、昏迷为主要症状。其证候可概括为四证八候，四证即痰、热、惊、风；八候指搐、搦、掣、颤、反、引、窜、视。一般以 1～5 岁儿童发病率最高，具有年龄越小发病率越高的特点。一年四季都可发生。

惊风一般分为急惊风与慢惊风两大类。凡起病急暴，属阳属实者，称为急惊风；病久中虚，属阴属虚者，称为慢惊风。

二、病因病机

急惊风病因主要包括外感风热、感受疫毒及暴受惊恐；病位主要在心肝；病机关键为邪陷厥阴，蒙蔽心窍，引动肝风。

慢惊风多由大病、久病，如暴吐、暴泻、久吐、久泻等致脾胃虚弱，土虚木亢；或脾肾阳虚，失于温煦；或热病伤阴，筋脉失于濡养。其病位主要在脾、肾、肝，病性以虚为主。

三、辨证分型

（一）急惊风

1. 风热动风证

多见于春夏之季，起病急骤，发热，头痛，咳嗽，鼻塞，流涕，咽

NOTE

红，随即出现烦躁、神昏、惊厥，舌苔薄黄，脉浮数。

2. 气血两燔证

多见于盛夏之季，起病较急，壮热，口渴，头痛剧烈，或恶心呕吐，烦躁嗜睡，抽搐，便秘，舌质深红或绛，苔黄糙或黄腻，脉弦数有力或滑数。病情严重者见高热不退，反复抽搐，神志昏迷。

3. 邪陷心肝证

起病急骤，高热不退，烦躁口渴，谵语，神志昏迷，反复抽搐，两目上视，舌质红，苔黄腻，脉数。

4. 湿热疫毒证

持续高热，频繁抽风，神志昏迷，谵语，腹痛呕吐，大便黏腻夹脓血，舌质红，苔黄腻，脉滑数。

5. 惊恐惊风证

暴受惊恐后惊惕不安，身体战栗，喜投母怀，夜间惊啼，甚至惊厥、抽风，神志不清，大便色青，脉律不整，指纹紫滞。

（二）慢惊风

1. 脾虚肝亢证

精神萎靡，嗜睡露睛，面色萎黄，不欲饮食，大便稀溏，便色青绿，时有肠鸣，四肢不温，抽搐无力，时作时止，舌淡苔白，脉沉弱。

2. 脾肾阳衰证

精神委顿，昏睡露睛，面白无华或灰滞，口鼻气冷，额汗不温，四肢厥冷，溲清便溏，手足动，舌质淡，苔薄白，脉沉微。

3. 阴虚风动证

精神疲惫，形容憔悴，面色萎黄或时有潮红，虚烦低热，手足心热，易出汗，大便干结，肢体拘挛或强直，抽搐时轻时重，舌绛少津，苔少或无苔，脉细数。

四、适宜技术

【针刺】

（一）急惊风

1. 治法

醒神开窍，息风镇惊。

2. 取穴

以督脉及足厥阴经穴为主。

主穴：印堂、人中、合谷、太冲。

配穴：风热动风者加大椎、十宣或十二井；气血两燔者加；邪陷心肝者加；湿热疫毒者加；惊恐惊风者加神门、内关。

3. 操作

毫针常规刺，泻法。水沟刺向鼻中隔，强刺激；大椎、十宣或十二井点刺出血。

4. 方义

水沟、印堂位居督脉，有醒神开窍、醒神镇惊之功；合谷、太冲相配，谓"开四关"，擅长息风镇惊，为治疗惊厥的常用效穴。

（二）慢惊风

1. 治法

健脾益肾，镇惊息风。

2. 取穴

以督脉穴及相应背俞穴为主。

主穴：脾俞、肝俞、肾俞、百会、印堂、足三里。

配穴：脾虚肝亢加脾俞、太冲、三阴交；脾肾阳虚者加神阙、关元；阴虚风动者加太冲、太溪。

3. 操作

毫针常规刺，补法或平补平泻法，脾肾阳虚可加灸。

NOTE

4. 方义

百会、印堂位居督脉，有醒神定惊之功，且印堂为止痉的经验穴；脾俞、肾俞、肝俞可健脾、益肾、息风；足三里可健脾和胃、补益气血。

[按语]

1. 针刺治疗本病疗效肯定。但需查明原因，针对病因治疗。

2. 惊风发作时立即让患儿平卧，头偏向一侧，解开衣领，将压舌板缠上多层纱布塞入上、下臼齿之间，防止咬伤舌头。保持呼吸道通畅，并随时吸出呼吸道的痰涎和分泌物。

【艾灸】

1. 取穴

百会、印堂、合谷、太冲、气海、足三里。

2. 方法

（1）气海采用温和灸；百会适合温灸盒灸；合谷、太冲、足三里可以选用温和灸。轻者每天 1 次，每穴 5～10 分钟；重者每日 2～3 次，每穴 5～10 分钟。

（2）印堂等穴可用灯火灸，多用于急惊风。

[按语]

1. 艾灸疗法可以改善惊风所引发的痉挛、痉挛等不适症状。

2. 温和灸、灸筒、灸盒灸适合慢惊风属脾肾阳虚证者，灯火灸适用于急惊风。

3. 艾灸期间，宜多饮热开水，保持室内通风，少去公共场所。

【小儿推拿】

1. 掐法操作

（1）掐人中：患儿取仰卧位或坐位，术者立于小儿身侧，用拇指指甲或者食指指甲为着力点掐人中 5 次。

（2）掐端正：继上势，用拇指指甲端为着力点掐揉中指甲根两旁赤白肉际处的端正穴 5 次。

（3）掐老龙：继上势，用拇指指甲端为着力点掐揉中指甲根后 0.1 寸处的老龙穴 5 次。

（4）掐十宣：继上势，用拇指指甲端为着力点掐揉十指尖指甲内赤白肉际处的十宣 5 次。

（5）掐威灵：继上势，用拇指指甲端为着力点掐揉手背第 2、3 掌骨歧缝处的威灵穴 5 次。

2. 拿法操作

（1）拿合谷：继上势，拇指与食指在小儿手背第 1、2 掌骨之间近第 2 掌骨中点的桡侧的合谷穴相对用力内收做拿法 10 次。

（2）拿肩井：继上势，拇指与食指在大椎与肩峰连线中点的肩井穴相对用力内收做拿法 10 次。

（3）拿仆参：取患儿俯卧位，术者立于身侧，拇指与食指在外踝后下方，跟骨外侧下赤白肉际凹陷中的仆参穴相对用力内收做拿法 10 次。

（4）拿承山：继上势，拇指与食指取腓肠肌交界的尖端的承山穴相对用力内收做拿法 10 次。

（5）拿曲池：继上势，拇指与食指在上肢肘外侧横纹中点的曲池穴相对用力内收做拿法 10 次。

以上治疗每次约 5 分钟，每天治疗 2 次，属急症处理。

［按语］

1. 推拿前医师需保证指甲不可过长，操作时力度需适宜，既需稍用力又不可用力过大。

2. 抽搐时，切勿用力强制，以免扭伤或骨折。

3. 保持安静，避免刺激，密切关注病情变化。

【拔罐】

本病采用留罐法。选穴大椎、肝俞、脾俞、肾俞，闪火法拔罐，留

NOTE

置 5 ~ 10 分钟，以皮肤起丹痧为度。每日 1 次。

【刮痧】

（一）急惊风

1. 治法

醒脑开窍，清热化痰，息风镇惊。取督脉、手厥阴经、手阳明经，以泻刮为主。

2. 处方与操作

泻刮督脉头部印堂穴至风府穴的循行线；泻刮督脉颈部风府穴至大椎穴的循行线；泻刮督脉背部大椎穴至腰阳关穴的循行线，要求出痧；泻刮手厥阴心包经曲泽穴至中冲穴的循行线、手阳明大肠经曲池穴至商阳穴的循行线，均以皮肤微红为度；角揉合谷穴、水沟穴、印堂穴、太冲穴。

风热动风者，加泻刮足少阳胆经风池穴至肩峰端的循行线，要求出痧；气血两燔者，加泻刮足阳明胃经足三里穴至下巨虚穴的循行线；邪陷心肝者，加泻刮足厥阴肝经太冲穴至行间穴的循行线；湿热疫毒者，加拍击肘窝、腘窝，要求出痧；惊恐惊风者，加角揉神门穴、内关穴。

（二）慢惊风

1. 治法

健脾益肾，镇惊息风。取督脉、任脉、足阳明经，以补刮为主。

2. 处方与操作

补刮督脉大椎穴至腰阳关穴的循行线，不必强求出痧；补刮任脉脐下至关元穴的循行线，以皮肤微红为度；角揉气海；补刮足阳明胃经足三里穴至下巨虚穴的循行线，以皮肤微红为度；角揉足三里穴；角揉水沟穴、印堂穴。

脾虚肝亢者，加泻刮太冲穴；脾肾阳衰者，加角揉关元穴、肾俞穴；阴虚风动者，加角揉肝俞穴、太溪穴。

[按语]

1.刮痧治疗小儿惊风有较好的缓解症状作用，但须查明原因，针对病因治疗。

2.刮痧后饮用 100 ～ 200mL 温开水。

3.急惊风应在抽搐症状缓解后，隔 3 ～ 6 日在痧退或未出痧的部位再行刮痧 1 次；急惊风平时没有症状时及慢惊风应每隔 6 ～ 7 日刮痧 1 次，连续 4 次为 1 个疗程，休息 2 周后再开始第 2 个疗程，应坚持治疗 3 ～ 4 个疗程。

【耳针】

1.取穴

主穴：交感、神门、皮质下、脑干、脑点（脑垂体）。

配穴：急惊风加心、肝、耳尖、耳背静脉；慢惊风加肝、脾、肾。

2.治法

（1）毫针法：每次选 3 ～ 5 个穴位，用 75% 乙醇消毒耳郭相应部位，在选所选穴位处捻入或插入进针，每隔 10 ～ 15 分钟行针一次，留针 20 ～ 30 分钟，每日或隔日一次，5 ～ 7 天为一个疗程。出针时迅速将毫针拔出，用消毒干棉球轻压针孔片刻，以防出血。

（2）压籽法：每次取一侧耳穴，两耳交替使用。耳郭常规消毒后，用中药王不留行籽贴压在所选穴位上，边贴边按压，贴紧固定，并嘱患者每日按压耳穴 3 ～ 5 次，以加强刺激。隔日换贴 1 次，5 次为 1 个疗程。如对胶布过敏，及时取下，以免造成耳部水肿。

（3）刺血法：适用于急惊风，每次取一侧耳穴，左右耳交替进行，按摩耳郭使其充血后，以 75% 乙醇做常规消毒，用注射针头点刺耳尖、耳背静脉及脑干，每隔 3 天治疗 1 次，每个穴位出血量为 10 ～ 20 滴。

【敷贴】

慢惊风属脾肾阳虚者可在"三伏天"或"三九天"进行"三伏贴"或"三九贴"，以增强免疫力。取穴气海、足三里等。具体方法见感冒。

NOTE

第三节 脑 瘫

一、概述

小儿脑性瘫痪（简称脑瘫）是指患儿出生前至出生后 1 个月内由于各种原因引起的非进行性中枢性运动功能障碍，可伴有智力低下、惊厥、听觉与视觉障碍及学习困难等多种脑部症状的脑损伤后遗症。本病属中医学"五迟""五软"及"痿证"等范畴。

二、病因病机

与脑瘫有关的围生期危险因素主要包括围生期脑损伤、与早产有关的脑损伤、脑发育异常、产后脑损伤、产前危险因素。

三、辨证分型

1. 肝肾亏损证

运动发育落后，语迟，关节活动不利，伴筋脉拘急，易惊，智力低下，肢体瘫痪，瘦弱不用，手足心热，潮热盗汗，舌淡红，苔白，脉微细，指纹淡。

2. 心脾两虚证

运动发育落后，语迟，智力低下，发稀萎黄，四肢痿软，肌肉松弛，面色苍白无华，喜流涎，舌淡胖，苔少，脉细弱，指纹淡。

四、适宜技术

【针刺】

1. 治法

健脾益智，调补五脏。

2. 取穴

以督脉穴为主。

主穴：百会、风府、四神聪、悬钟、足三里。

配穴：肝肾亏损者加肝俞、肾俞；心脾两虚者加心俞、脾俞。

3. 操作

毫针常规刺，补法、可灸。四神聪可向百会透刺。风府朝下颌方向透刺，切勿向上深刺，以免误入枕骨大孔。

4. 方义

脑为髓海，其输上在百会，下在风府，故取百会、风府，补髓健脑，开窍益智；四神聪为经外奇穴，有宁神醒脑益智之功；悬钟为髓之会穴，可益髓充脑、强壮筋骨；足三里为胃的下合穴，可培补后天之本，化生气血，滋养筋骨、脑髓、五脏。

[按语]

1. 针刺治疗本病有一定疗效，可以改善症状。应重视早期治疗，坚持治疗。

2. 治疗期间注意加强肢体功能训练、语言和智力培训。

【艾灸】

1. 取穴

百会、风府、四神聪、悬钟、足三里、手三里、肾俞、脾俞。

NOTE

2. 方法

（1）百会、四神聪、肾俞、脾俞可以选用温灸盒灸；风府、悬钟、足三里、手三里适合温和灸。轻者每天 1 次，每穴 5 ～ 10 分钟；重者每日 2 ～ 3 次，每穴 5 ～ 10 分钟。

（2）手三里、足三里、脾俞、肾俞可以采用雷火神针灸。

[按语]

1. 艾灸疗法可以改善小儿脑瘫所引发的智力低下、发育迟缓、四肢运动障碍等症状。

2. 艾灸疗法过程中，应注意观察患儿表情，以防烫伤。

3. 雷火神针治疗中，要随时观察垫物情况，以防起火烫伤。

4. 艾灸期间，宜多饮热开水，保持室内通风，少去公共场所。

【小儿推拿】

1. 头部操作

（1）开天门：小儿正坐或仰卧，术者以两拇指自小儿眉心自下而上交替直推至前发际，操作约 30 次。

（2）推坎宫：继上势，术者以两拇指指腹自小儿两眉中心同时向眉梢分推约 30 次。

（3）运太阳：继上势，术者以两拇指指腹揉动小儿眉梢后凹陷处约 30 次。

（4）按揉百会、四神聪、风池、哑门：继上势，术者用两拇指指腹按或揉之，每穴平均 30 次。

2. 背腰部操作

（1）推揉督脉及膀胱经：小儿俯卧，术者以拇指螺纹面或食中二指指端着力揉动小儿督脉、膀胱经，并可依次自上而下点按华佗夹脊穴，约 10 遍。

（2）捏脊：继上势，术者用双手拇指桡侧顶住皮肤，食、中指前按，余三手指前按同时用力捏拿小儿脊背部皮肤，从龟尾向上沿脊柱中线直捏到颈部，边捏边向上移动（拇指不离开皮肤，向上推，食、中指交替向上捻动），每捏拿 3 次再向上提捏 1 次，重复操作 10 遍。

3. 四肢部操作

（1）放松患肢：术者可用一指禅推法、按揉法、擦法等手法放松患肢 5 分钟。

（2）点按腧穴：术者于小儿曲池、手三里、合谷、环跳、委中、足三里、阳陵泉、承山等穴采用点按或按揉法，每穴约 1 分钟。

（3）运动锻炼：术者可用适度的摇法、拔伸法或扳法作用于瘫痪肢体的相应关节，同时配合相应关节的被动活动，以延展挛缩的肌肉肌腱，提高关节活动度，矫正畸形。

4. 随证加减

（1）肝肾亏损：加补脾土 300 次，补肾经 300 次，按揉悬钟穴 1 分钟。

（2）心脾两虚：加补脾土 300 次，摩腹 5 分钟，按揉足三里 1 分钟。

以上治疗每次约 15 分钟，每天治疗 1 次，5 次为 1 个疗程。

[按语]

1. 定期产前检查，做好孕期保健。胎儿出生后 1 个月内加强护理，预防颅内感染、脑外伤等。

2. 合理饮食，增加营养，多食富含蛋白质、脂肪、葡萄糖、核酸、维生素、微量元素的食品。

3. 尽早接受推拿治疗，促使瘫痪肌肉恢复功能，或减轻肌肉痉挛。必要时还可做矫形手术以改善其功能。

4. 适当对患儿进行户外运动，提高免疫力。

5. 对患儿要加强心理卫生教育，鼓励患儿进行力所能及的活动，积极进行功能锻炼，避免因伤残而产生自卑、怪癖、孤独的异常心理状态。

NOTE

【耳针】

1. 取穴

主穴：交感、神门、脑干、皮质下、心、肝、肾、肾上腺、小肠、胃；上耳根（脊髓1）、下耳根（脊髓2）、上背、中背、下背。

配穴：下肢软瘫者加髋、膝、踝关节穴；上肢软瘫者加肩、肘、腕穴。

2. 方法

（1）压籽法：每次取一侧耳穴，两耳交替使用。耳郭常规消毒后，用中药王不留行籽贴压在所选穴位上，边贴边按压，贴紧固定，并嘱每日按压患者耳穴3～5次，以加强刺激。隔日换贴1次，5次为1个疗程。如对胶布过敏，及时取下，以免造成耳部水肿。

（2）埋针法：每次选5～8个穴位，常规消毒，把揿针刺入上述耳穴，胶布固定。每次针刺一侧耳穴，隔2～4天换针另一侧耳穴，10次为1个疗程。埋针期间不可将埋针处弄湿以防感染，若洗头洗澡应先将揿针取出后再洗。疗程间休息7天。

【熏蒸】

1. 方法一

药物组成：伸筋草30g，一枝蒿、生川乌、防风、丹参各20g，乳香、桂枝各25g，独活、木瓜各60g，川芎15g，赤芍18g。

操作：将上药粉碎成中粗粉装袋备用，上述用药剂量为每次用药剂量，一般每天换1药，其温度根据患儿耐受设定在38～40℃，每次30分钟。熏蒸前将室温预热至30℃，每日1次，每周5天。治疗120天。

2. 方法二

药物组成：伸筋草30g，鸡血藤30g，当归20g，杜仲20g，白芍30g，透骨草30g，川牛膝30g，木瓜30g，桃仁30g，红花30g。

操作：将上述药物水煎煮后取药液，加水15000mL倒入浴盆中，先用药液之热气熏蒸，待水温降至40℃左右时，进行洗浴，每天1次，每次 30 ～ 45 分钟，1 个月为 1 个疗程。洗浴同时，按摩师可在水中给患儿进行推拿按摩，采用柔缓手法，点揉与按压结合。加痉挛机理疗、运动疗法、推拿按摩、静脉输注神经节苷脂和丹参酮。

3. 方法三

药物组成：黄芪 30g，当归 15g，川芎 15g，鸡血藤 15g 牛膝 15g，红花 15g，赤芍 15g，伸筋草 15g，透骨草 15g，络石藤 15g，木瓜 15g。

操作：把中药和适量水倒入中药蒸发器中，温度调控在 38 ～ 42℃，患儿躺入熏蒸床上熏蒸 30 分钟，每天 1 次，同时给予功能训练（上田法、Bobath 法和 Vojta 法）、按摩（采用推、捏、按、揉、点等手法）、蜡疗、静脉点滴营养脑细胞药物及痉挛肌治疗仪治疗。30 天为 1 个疗程，共 3 个疗程。

4. 方法四

药物组成：川牛膝、杜仲、枸杞子、黄芪、当归、白术、川芎、鸡血藤、红花、赤芍、伸筋草、透骨草、络石藤、木瓜各 15g，生甘草 10g。

操作：将全部中药装入特制的小布袋里，扎紧布袋口，用水浸泡 30 分钟后，药袋放入熏蒸治疗舱的中药蒸发器内，水位调至中水位以上，温度根据患儿年龄大小、耐热程度，一般调控在 38 ～ 40℃。患儿赤身仰卧于治疗舱中进行全身熏蒸，头部以下盖上包被，每次 30 分钟，每周 6 次。同时配合康复功能训练。20 次为 1 个疗程，1 周后再续下 1 个疗程。

NOTE

第四节　小儿抽动症

一、概述

小儿抽动症也称小儿多动症，是以患儿注意力不集中、精力涣散、行为冲动任性、肢体无规律不自主活动过多为主要表现的病症。本病又被称为"脑功能轻微失调"，多发生于 6～14 岁的儿童。

二、病因病机

小儿多为"稚阴稚阳"之体，"阳常有余，阴常不足"，若先天禀赋不足，肾精亏损，或后天调养不足，气血化生无源，阴不配阳，而致使本病发生。阴阳失调是本病的主要发病机制。

三、辨证分型

1. 阴虚风动证

形体消瘦，两颧潮红，性情急躁，口出秽语，摇头耸肩，挤眉眨眼，肢体震颤，睡眠不宁，五心烦热，大便干结，舌红绛，苔光剥，脉细数。

2. 痰火内扰证

抽动有力，发作频繁，喉中痰鸣，口出异声秽语，偶有眩晕，多梦，喜食肥甘，烦躁易怒，大便秘结，小便短赤，舌红，苔黄腻，脉数。

3.脾虚痰聚证

面黄体瘦，精神不振，脾气乖戾，胸闷作咳，喉中声响，皱眉眨眼、嘴角、四肢、腹肌抽动，秽语不由自主，纳少厌食，舌质淡，苔白或腻，脉沉滑或沉缓。

四、适宜技术

【针刺】

1.治法

平肝息风豁痰。

2.取穴

主穴：百会、风池、风府、大椎、丰隆、内关、太冲、合谷。

配穴：阴虚风动加太溪、行间、中封；脾虚痰聚加神门、脾俞；痰火内扰者加阴陵泉、三阴交。

3.操作

毫针常规刺法。

【艾灸】

1.取穴

风池、风府、百会、身柱、中脘、关元、三阴交。

2.方法

中脘、关元、身柱选用隔姜灸；风池、风府、百会、三阴交可以选择温和灸。轻者每天1次，每穴5～10分钟；重者每日2～3次，每穴5～10分钟。

NOTE

[按语]

1. 家长切莫责怪患儿，因为越责怪孩子就越感到紧张，不自主地越动越频繁。

2. 帮助患儿排除紧张感和恐惧感，家长要让患儿生活在平静和自信的气氛中，不要模仿和取笑患儿。

3. 要鼓励和引导患儿参加各种有兴趣的游戏和活动，转移其注意力。

【小儿推拿】

1. 基本操作

（1）开天门：小儿取仰卧位，术者用双手拇指螺纹面自眉心交替向上推至前额发际 50 次。

（2）推坎宫：继上势，术者用双手拇指螺纹面自眉心向两侧眉梢分推 50 次。

（3）揉太阳：继上势，术者用拇指或中指指端在眉梢后太阳穴按揉 50 次。

（4）摩囟门：继上势，术者用食、中、无名三指并拢来回摩动囟门穴约 3 分钟。

（5）清肝经：小儿正坐或仰卧，术者将小儿食指伸直，以拇指从小儿指尖向指根方向直推小儿食指螺纹面约 300 次。

（6）清心经：继上势，术者将小儿中指伸直，以拇指从小儿指尖向指根方向直推小儿中指螺纹面约 300 次。

（7）掐揉五指节：继上势，术者以拇指指甲从小儿拇指至小指第 1 指间关节依次掐之，或以拇指螺纹面依次揉之，操作约 50 次。

2. 随证加减

（1）脾虚痰聚：加补脾土 300 次，运内八卦 300 次，揉膻中 100 次。

（2）阴虚风动：加补肾经 300 次，揉二人上马 200 次。

以上治疗每次约 15 分钟，每天治疗 1 次，5 次为 1 个疗程。

[按语]

1. 教育患儿不要模仿他人的不良习惯和动作。

2. 饮食清淡，不食辛辣刺激油腻等物，避免吃含铅多的食物。

3. 家长需要观察引起患儿发作的诱因，不看紧张、惊险、刺激的影视节目，不长时间使用电子产品。

4. 重视儿童心理状态，放松心情，避免精神刺激，防止产生焦虑等不良情绪。

5. 注意休息，起居规律，培养良好生活习惯，适当参加体育锻炼。

6. 关怀爱护患儿，不在精神上给患儿施加压力，不责骂或体罚患儿。

7. 家长不过度焦虑与过度保护患儿，尤其不要把焦虑情绪暴露在患儿面前。

【敷贴】

小儿体质虚弱者可在"三伏天"或"三九天"进行"三伏贴"或"三九贴"，以增强免疫力。取穴身柱、中脘、关元、三阴交等。具体方法见感冒。

NOTE

第 四 章

肾系病证

遗 尿

一、概述

遗尿又称尿床，是指 3 周岁以上的小儿睡中小便自遗，醒后方觉的一种病证。年龄超过 3 岁，特别是 5 岁以上的儿童，睡中经常遗尿，轻者数日 1 次，重者可一夜数次，则为病态，方称遗尿症。

本病发病男孩高于女孩，部分有明显的家族史。病程较长，或反复发作，重症病例白天睡眠也会发生遗尿，严重者产生自卑感，影响身心健康和生长发育。

二、病因病机

遗尿的病因责之先天禀赋不足，后天久病失调；肺、脾、肾功能不足；心肾不交、肝经湿热下注。其中尤以肾气不固、下元虚寒所致的遗尿最为多见。遗尿的病位主要在膀胱，与肾、脾、肺密切相关。本病病机为三焦气化失司，膀胱约束不利。

三、辨证分型

1. 肺脾气虚证

夜间遗尿，日间尿频而量多，经常感冒，面色少华，神疲乏力，食欲不振，大便溏薄，舌质淡红，苔薄白，脉沉无力。

2. 肾气不足证

寐中多遗，可达数次，小便清长，面白少华，神疲乏力，智力较同龄儿稍差，肢冷畏寒，舌质淡，苔白滑，脉沉无力。

3. 心肾失交证

梦中遗尿，寐不安宁，烦躁叫扰，白天多动少静，难以自制，或五心烦热，形体较瘦，舌质红，苔薄少津，脉沉细而数。

4. 肝经郁热证

寐中遗尿，小便量少色黄，性情急躁，夜梦纷纭或寐中龂齿，性情急躁，目睛红赤，舌质红，苔黄腻，脉滑数。

四、适宜技术

【针刺】

1. 治法
益肾固摄，调理膀胱。

2. 取穴
以任脉穴及膀胱的背俞穴、募穴为主。

主穴：关元、中级、膀胱俞、三阴交。

配穴：肾气不足配肾俞、太溪；肺脾气虚配列缺、足三里；心肾失交配通里、大钟；肝经郁热配蠡沟、太冲。

3. 操作
毫针常规刺。中极、关元直刺或向下斜刺，使针感下达阴部为佳，肾气不足、肺脾气虚可加用灸法。

4. 方义
关元为任脉与足三阴经的交会穴，可培补元气，益肾固本；中极乃膀胱之募穴，配背俞穴膀胱俞，为俞募配穴法，可调理膀胱气化功能；三阴交为足三阴经的交会穴，可健脾益气、益肾固本而止遗尿。

NOTE

[按语]

1. 针刺对功能性遗尿的疗效较好。对某些器质性病变引起的遗尿，应治疗其原发病。

2. 治疗期间嘱家长密切配合，控制患儿睡前饮水，夜间定时唤醒患儿起床排尿，逐渐养成自觉起床排尿的良好习惯。

3. 加强患儿的心理护理，切勿羞辱和粗暴打骂，避免产生恐惧、紧张和自卑感。

【艾灸】

1. 取穴

百会、肾俞、关元、中极、三阴交、足三里。

2. 方法

百会、肾俞、关元、中极、三阴交、足三里均可以选择温和灸或者回旋灸。15 ～ 20 分钟，每日 1 次，7 次为 1 个疗程。

[按语]

1. 艾灸时注意不要烫伤患儿。

2. 艾灸时先左后右、先上后下，灸后 2 小时不要接触冷水，灸后多喝温开水。

【小儿推拿】

本病采用以补经揉擦法为主推拿。

1. 分手阴阳

小儿正坐或仰卧，术者在其侧旁，两手相对夹持小儿手部使小儿掌心向上，两拇指置于小儿掌后横纹中央，自中央向两旁分推，约500 次。

2. 补肾经

继上势，术者一手捏拿住小儿手掌部使其掌心向上，另一手用食、中指夹住小儿小指，用拇指指面着力，在小儿小指末节的螺纹面处进行环行推摩，约 500 次。

3. 补脾经

继上势，术者一手捏拿住小儿手掌部使其掌心向上，另一手用食、中指夹住小儿拇指，用拇指指面着力，在其拇指末节的螺纹面处进行环行推摩，约 500 次。

4. 揉二人上马

继上势，术者一手捏拿住小儿手掌部使其掌心向下，另一手以拇指指端揉手背无名指和小指掌指关节后凹陷，揉约 500 次。

5. 摩关元、气海、丹田

小儿取仰卧位，腿微弯曲，术者用掌心或四指在小儿关元、气海、丹田穴做环旋摩动，每穴约 2 分钟。

6. 揉百会穴

小儿取仰卧位或坐位，术者以食中二指指端着力于小儿头顶百会穴，做揉法，约 300 次。

7. 揉肾俞、命门、八髎穴

小儿取俯卧位，术者以拇指螺纹面着力于肾俞穴、命门穴及八髎穴做揉法，揉 300 次。

8. 捏脊

继上势，术者用双手拇指桡侧顶住皮肤，食、中指前按，余三手指前按同时用力捏拿小儿脊背部皮肤，从龟尾向上沿脊柱中线直捏到颈部，边捏边向上移动（拇指不离开皮肤，向上推，食、中指交替向上捻动），每捏拿 3 次再向上提捏 1 次，重复操作 10 遍。

以上治疗每次约 15 分钟，每天治疗 1 次，10 次为 1 个疗程。

NOTE

[按语]

1. 对于遗尿小儿，不要歧视、打骂，注意解除患儿紧张情绪。

2. 让患儿养成按时排尿的习惯，夜间家长应定时唤醒小儿排尿，鼓励其自动上厕所。

3. 下午5点以后尽量少进食流质饮食，晚饭菜中减少盐量，少喝水，以减少尿量。

4. 推拿的同时可配合艾灸关元、命门，每穴3～5壮，每日1次，5次为1个疗程。

【拔罐】

拔罐对功能性遗尿疗效显著，多选用留罐法。选取肾俞、气海、中极、关元，用闪火法拔罐或用排气罐吸拔，留置8～10分钟。或用小号罐，吸拔在阴陵泉、三阴交穴，留置15～20分钟。

【刮痧】

1. 治法

补益脾肺，温补肾阳，固涩小便。取足太阳经、任脉、足太阴经、足少阴经为主，以补刮为主。

2. 处方与操作

补刮足太阳膀胱经第1侧线肺俞穴至膀胱俞穴的循行线，以皮肤微红为度；采用擦法横向快速摩擦八髎穴区，使之产生热量并向深部渗透至小腹；补刮任脉气海穴至中极穴的循行线、足太阴脾经阴陵泉穴至三阴交穴的循行线、足少阴肾经阴谷穴至太溪穴的循行线，均以皮肤微红为度。

肾气不足者，加角揉关元、命门、三阴交等穴；肺脾气虚者，加角揉肺俞、脾俞、足三里等穴；心肾不交者，加角揉神门穴；肝经郁热者，加泻刮太冲穴。

[按语]

1. 刮痧治疗本病效果较好，也可配合耳穴贴压、针灸、中药等方法进行综合治疗。

2. 刮痧后饮用 100 ～ 200mL 温开水。

3. 间隔 3 ～ 6 日刮痧 1 次，连续 8 次为 1 个疗程，休息 2 周后再开始第 2 个疗程，应坚持治疗 2 ～ 3 个疗程，以免复发。

【敷贴】

1. 方法一

药物组成：桑螵蛸、五倍子、醋各适量。

操作：桑螵蛸和五倍子各等量研粉，以醋调敷于神阙穴。

2. 方法二

小儿体质虚弱者可在"三伏天"或"三九天"进行"三伏贴"或"三九贴"，以增强免疫力。取穴肾俞、关元、足三里、三阴交等。具体方法见感冒。

【熏蒸】

药物组成：益智仁、芡实、锁阳、金樱子、桑螵蛸、肉桂、茯苓、黄芪、桂枝、升麻、淡竹叶、麻黄、透骨草各适量。

操作：将上药放入智能蒸疗仪药箱中加热，温度控制在 40 ～ 41℃，患儿卧于熏蒸床上，每次 20 分钟，2 周为 1 个疗程。嘱家长安排适宜的日常活动，坚持排尿训练，给予患儿信心。

NOTE

第 五 章

新生儿病证

第一节　新生儿便秘

一、概述

新生儿便秘临床表现为出生不久大便就不顺畅，隔 1～2 天或 3～4 天才排便 1 次，而且排出来的大便干硬，排便困难。新生儿便秘多为功能性便秘，主要由于乳量不足、母亲消化不良、小儿消化道发育不全等造成。

中医适宜技术治疗新生儿便秘，须先排除先天畸形造成的大便不通，如肠道闭锁、肠狭窄、先天性巨结肠、先天性无肛、肿瘤压迫马尾神经等。

二、病因病机

本病多因乳食不节或过食辛燥，致肠胃积热，津液亏耗，燥结肠道，传导失司，故大便干结；或先天不足，久病脾虚，运化无力，气血生化无源，导致气血亏虚，温煦无权，阴气凝结，大便传导无力，导致大便艰涩难下；或血虚津少，肠道失润，使大便秘结。

三、适宜技术

【针刺】

1. 治法

调肠通便。

2. 取穴

以大肠的背俞穴、募穴及下合穴为主。

主穴：天枢、大肠俞、足三里、支沟、照海。

配穴：热秘加曲池、外关；气秘加中脘、太冲；冷秘加关元、神阙；虚秘加关元、脾俞。

3. 操作

毫针常规刺。冷秘、虚秘可加用灸法。实证用泻法，虚证用补法，得气后，可以留针 15 分钟。每日 1 次，7 次为 1 个疗程，逐步改善患儿便秘的情况。

4. 方义

天枢为大肠的募穴，与大肠俞同用为俞募配穴法，二者合用可通调大肠腑气，腑气通则大肠传导功能复常。支沟宣通三焦气机，照海滋阴，取之可增液行舟，两穴均为治疗便秘的经验要穴。

【艾灸】

1. 取穴

天枢、关元俞、大肠俞、支沟、承山。

2. 方法

天枢、关元俞、大肠俞、支沟、承山均可以选择温和灸或者回旋灸。每天 1 次，每次每穴 15 ～ 20 分钟，7 日为 1 个疗程。

NOTE

[按语]

1. 艾灸一定要在患儿不哭的时候，最好是睡觉的时候进行，并且拿衣物或其他东西遮挡其上半身，尽量不让患儿被烟呛到。

2. 艾灸至皮肤微微发红或者发热为止，注意家长的手需要贴着患儿皮肤测试温度，不能太烫。艾灸时周围环境的温度需要高一些。

3. 艾灸时一定要让患儿多喝水，避免上火。

【小儿推拿】

1. 补脾经

小儿取仰卧位或坐位，术者一手捏拿住小儿手掌部使其掌心向上，另一手用食、中指夹住小儿拇指，用拇指指面着力，在其拇指末节的螺纹面处进行环行推摩，约 300 次。

2. 清大肠

继上势，术者一手拿住小儿手掌，使其侧掌，并固定住食指，用另一手的拇指桡侧缘着力，从小儿食指根沿其食指桡侧缘向食指尖做直线推动，约 200 次。

3. 顺运内八卦

继上势，术者一手捏拿住小儿手掌部使其掌心向上，另一手以拇指面自乾卦向坎卦运至兑卦为一遍，运至离卦时轻轻而过，运 100 次。

4. 补肾经

继上势，术者一手捏拿住小儿手掌部使其掌心向上，另一手用食、中指夹住小儿小指，用拇指指面着力，在小儿小指末节的螺纹面处进行环行推摩，约 200 次。

5. 揉天枢

小儿取仰卧位，腿微曲，术者用食、中二指指端着力于穴位上，做环旋（顺时针、逆时针方向均可）揉动，约 200 次。

6. 摩腹

继上势，术者用手掌或四指在小儿整个腹部做顺时针方向的环旋摩动，约5分钟。

7. 拿肚角

继上势，术者用拇、食、中指三指在脐下2寸旁开2寸大筋处向深处做拿法，3～5次。

8. 揉龟尾

小儿俯卧位，术者用一手中指指端着力，方向斜向上，揉尾椎骨端，约200次。

9. 推下七节骨

继上势，术者用拇指桡侧缘从小儿第4腰椎沿脊柱向尾椎骨端做直线推动，约200次。

以上治疗每次约15分钟，每天治疗1次，5次为1个疗程。

［按语］

推拿对于单纯性便秘效果较好，摩法操作时以升结肠→横结肠→降结肠方向，并在降结肠下端稍加用力，揉龟尾时手指向尾骨内上用力，以刺激肛门排便。

【敷贴】

体质便秘者可在"三伏天"或"三九天"进行"三伏贴"或"三九贴"，以增强免疫力。取穴天枢、关元俞、大肠俞、支沟、承山等。具体方法见感冒。

NOTE

第二节　新生儿肠胀气

一、概述

肠胀气是新生儿常见症状，表现为睡觉不踏实，突然哭闹，排气或排便后哭闹停止，喜欢趴着睡或者只接受抱睡，不停觅食等。

二、病因

本病病因主要有以下几方面：①睡前接受哺乳过多，母乳含糖较多，乳糖消化发酵后易产气体；②过度喂养致小儿消化不良；③吸入过多空气，与奶瓶喂养、哭闹时哺乳及含乳头姿势不正确有关；④母亲过食豆类、牛奶、海鲜、西兰花、西红柿、青椒等难以消化或刺激性的食物会引起新生儿腹部不适。

三、适宜技术

【艾灸】

1. 取穴

气海、关元、神阙、中脘、天枢。

2. 方法

气海、关元、神阙、中脘、天枢均可以选择温和灸或者回旋灸。每天 1 次，每次每穴 15 ～ 20 分钟，7 日 1 个疗程。

> ［按语］
>
> 1. 艾灸一定要在患儿不哭的时候，最好是睡觉的时候进行，并且拿衣物或其他东西遮挡其上半身，尽量不让患儿被烟呛到。
>
> 2. 艾灸至皮肤微微发红或者发热为止，注意家长的手需要贴着患儿皮肤测试温度，不能太烫。艾灸时周围环境的温度需要高一些。
>
> 3. 艾灸时一定要让患儿多喝水，避免上火。

【 小儿推拿 】

1. 揉板门

小儿取仰卧位，一手捏拿住小儿手掌部使其掌心向上，另一手用拇指或食指在大鱼际平面的中点上做揉法，约 1 分钟。

2. 清大肠

继上势，术者一手拿住小儿手掌，使其侧掌，并固定住食指，用另一手的拇指桡侧缘着力，从小儿食指根沿其食指桡侧缘向食指尖做直线推动，约 200 次。

3. 顺运内八卦

继上势，术者一手捏拿住小儿手掌部使其掌心向上，另一手以拇指面自乾卦向坎卦运至兑卦为 1 次，运至离卦时轻轻而过，运 100 ～ 500 次。

4. 掐揉四横纹

继上势，一手捏拿住小儿手掌部使其掌心向上，另一手以拇指甲依次掐揉四横纹穴掐 3 ～ 5 次，揉 100 次。

5. 顺摩腹

小儿仰卧，术者用手掌或四指在小儿整个腹部做顺时针方向的环旋

NOTE

摩动，约 5 分钟。

6. 揉脾俞、胃俞穴

小儿取俯卧位，术者以拇指螺纹面着力于脾俞穴、胃俞穴做揉法，揉 300 次。

7. 推下七节骨

继上势，术者用拇指桡侧缘从小儿第 4 腰椎沿脊柱向尾椎骨端做直线推动，约 200 次。

8. 捏脊

继上势，术者用双手拇指桡侧顶住皮肤，食、中指前按，余三手指前按同时用力捏拿小儿脊背部皮肤，从龟尾向上沿脊柱中线直捏到颈部，边捏边向上移动（拇指不离开皮肤，向上推，食、中指交替向上捻动），每捏拿 3 次再向上提捏 1 次，重复操作 5 遍。

以上治疗每次约 15 分钟，每天治疗 1 次，5 次为 1 个疗程。

> **［按语］**
>
> 1. 推拿治疗本病，应当找准治疗部位，轻重适宜，直达"皮下肉上之筋"方可取效。若手法过轻则经气不行，手法过重则易致气血逆乱，阴阳相争，胀满加重。
>
> 2. 本病摩腹应重点操作，但要注意用力深浅。

【敷贴】

体质虚弱者可在"三伏天"或"三九天"进行"三伏贴"或"三九贴"，以增强免疫力。取穴天枢、关元、气海、神阙、中脘等。具体方法见感冒。

NOTE

第三节　新生儿黄疸

一、概述

新生儿黄疸为新生儿期最常见的临床表现之一，是因胆红素在体内积聚而引起的皮肤黏膜或其他器官的黄染。当血中未结合胆红素过高时，可引起胆红素脑病（核黄疸），多留有神经系统后遗症，严重者可导致死亡。

二、病因病机

新生儿黄疸分为生理性和病理性两大类。我国几乎所有足月新生儿在生后早期都会出现不同程度的暂时性血清胆红素升高，这里主要讲述经排除诊断后的病理性黄疸。

引起新生儿病理性黄疸的原因，有内因和外因两大类。内因为胎儿禀受孕母内蕴湿热之毒或阳虚寒湿之邪；外因主要为婴儿在胎产之时或出生之后，感受湿热或寒湿之邪，以湿热之邪较为多见。其病变脏腑在肝胆、脾胃。病机关键为胎禀湿蕴。此外，尚有因先天缺陷，胆道闭锁，胆液不能从常道疏泄，横溢肌肤而发黄者。

NOTE

三、辨证分型

1. 湿热郁蒸证

面目皮肤发黄，色泽鲜明如橘，哭声响亮，不欲吮乳，口渴唇干，或有发热，大便秘结，小便深黄，舌质红，舌苔黄腻，指纹滞。

2. 寒湿阻滞证

面目皮肤发黄，色泽晦暗，持久不退，精神萎靡，四肢欠温，纳呆，大便溏薄色灰白，小便短少，舌质淡，舌苔白腻，指纹淡红。

3. 气滞血瘀证

面目皮肤发黄，颜色逐渐加深，晦暗无华，右胁下痞块质硬，肚腹膨胀，青筋显露，或见瘀斑、衄血，唇色暗红，舌见瘀点，舌苔黄，指纹紫滞。

四、适宜技术

【针刺】

1. 治法

化湿利胆退黄。

2. 取穴

以胆的背俞穴、下合穴为主。

主穴：胆俞、阳陵泉、至阳、阴陵泉。

配穴：湿热郁蒸加内庭、太冲；寒湿阻滞加脾俞、三阴交；气滞血瘀加血海、膈俞、太冲。

3. 操作

毫针常规刺，寒湿阻滞型可加灸。

4. 方义

病理性胎黄是由湿邪熏蒸、胆汁外溢而成，故取胆的背俞穴胆俞及其下合穴阳陵泉以疏调胆腑，胆腑功能正常则胆汁自循常道；阴陵泉健脾利湿，令湿邪从小便而出；至阳为治疗黄疸的经验穴，可宣通阳气以化湿退黄。

【艾灸】

1. 取穴
脾俞、中脘、三阴交、胆俞。

2. 方法
脾俞、中脘、三阴交、胆俞均可选用温和灸或者回旋灸。每天1次，每次每穴15～20分钟，7日1个疗程。

[按语]

1. 艾灸一定要在患儿不哭的时候，最好是睡觉的时候进行，并且拿衣物或其他东西遮挡其上半身，尽量不让患儿被烟呛到。

2. 艾灸至皮肤微微发红或者发热为止，注意家长的手需要贴着患儿皮肤测试温度，不能太烫。艾灸时周围环境的温度需要高一些。

3. 艾灸时一定要让患儿多喝水，避免上火。

【小儿推拿】

1. 分手阴阳
小儿取仰卧位，术者在其侧旁，两手相对夹持小儿手部，掌心向上，两拇指置于小儿掌后横纹中央，自中央向两旁分推，约500次。

2. 清大肠
继上势，术者一手拿住小儿手掌，使其侧掌，并固定住食指，用另一手的拇指桡侧缘着力，从小儿食指根沿其食指桡侧缘向食指尖做直线推动，约200次。

3. 清肝经
继上势，术者一手拿住小儿手掌，并固定住食指，用另一手的拇指

NOTE

桡侧缘着力，从小儿食指根沿其食指掌面正中向食指尖做直线推动，约200次。

4. 清补脾经

小儿取仰卧位，术者一手捏拿住小儿手掌部使其掌心向上，并夹持小儿拇指使其伸直，另一手拇指桡侧缘着力，在小儿拇指桡侧缘做来回推动，约300次。

5. 顺运内八卦

继上势，术者一手捏拿住小儿手掌部使其掌心向上，另一手以拇指面自乾卦向坎卦运至兑卦为1次，运至离卦时轻轻而过。运100～500次。

6. 揉肝俞、脾俞穴

小儿取俯卧位，术者以拇指螺纹面着力于肝俞穴、脾俞穴做揉法，揉300次。

7. 捏脊

继上势，术者用双手拇指桡侧顶住皮肤，食、中指前按，余三手指前按同时用力捏拿小儿脊背部皮肤，从龟尾向上沿脊柱中线直捏到颈部，边捏边向上移动（拇指不离开皮肤，向上推，食、中指交替向上捻动），每捏拿3次再向上提捏1次，重复操作5遍。

以上治疗每次约15分钟，每天治疗1次，5次为1个疗程。

[按语]

1. 为预防本病发生，孕母在孕期应注意饮食，少食辛辣刺激的食物。

2. 如在推拿过程中出现变证，应及时请专科会诊处理。

第四节 新生儿夜啼

一、概述

夜啼是指婴儿入夜啼哭不安，时哭时止，或每夜定时啼哭，甚则通宵达旦，但白天如常的一种病证。多见于新生儿及婴儿。啼哭是新生儿及婴儿的一种正常生理活动，是表达要求或痛苦的方式。本节主要论述婴儿夜间不明原因的反复啼哭。由于发热、口疮、腹痛或其他疾病引起的啼哭，不属本病范围。

二、病因病机

本病病因有先天因素和后天因素两个方面。先天因素责之于孕母素体虚寒或孕母性情急躁，遗患于胎儿；后天因素包括腹部受寒，体内积热，暴受惊恐。病位主要在心、脾。病机为脾寒，寒则痛而啼；心热，热则烦而啼；惊恐，惊则神不安而啼。寒、热、惊为本病之主要病因病机。

三、适宜技术

【艾灸】

1. 取穴

身柱、中脘、足三里、神阙、公孙。

2. 方法

身柱、中脘、足三里、神阙、公孙均可选用温和灸或者回旋灸。每天 1 次，每次每穴 15 ～ 20 分钟，7 日 1 个疗程。

[按语]

1. 艾灸一定要在患儿不哭的时候，最好是睡觉的时候进行，并且拿衣物或其他东西遮挡其上半身，尽量不让患儿被烟呛到。

2. 艾灸至皮肤微微发红或者发热为止，注意家长的手需要贴着患儿皮肤测试温度，不能太烫。艾灸时周围环境的温度需要高一些。

3. 艾灸时一定要让患儿多喝水，避免上火。

【小儿推拿】

1. 分手阴阳

小儿取仰卧位，术者在其侧旁，两手相对夹持小儿手部，掌心向上，两拇指置于小儿掌后横纹中央，自中央向两旁分推，约 500 次。

2. 清肝经

继上势，术者一手拿住小儿手掌，并固定住食指，用另一手的拇指桡侧缘着力，从小儿食指尖沿其食指掌面正中向食指节做直线推动，约 300 次。

3. 清心经

继上势，术者一手拿住小儿手掌，并固定住中指，用另一手的拇指桡侧缘着力，从小儿中指尖沿其中指掌面正中向中指节做直线推动，约 200 次。

4. 补脾经

小儿取仰卧位，术者一手捏拿住小儿手掌部使其掌心向上，另一手用食、中指夹住小儿拇指，用拇指指面着力，在小儿拇指末节的螺纹面处进行环行推摩，约 300 次。

5. 捣小天心

继上势，术者一手固定小儿手掌使掌心向上，另一手以中指端捣小天心，约 300 次。

6. 摩囟门、百会穴

小儿取仰卧位，术者以一手固定小儿头部，另一手以掌心或食、中二指螺纹面着力于囟门、百会穴做环旋摩动，每穴约 200 次。

7. 猿猴摘果

小儿取仰卧位或扶坐位，术者以双手食、中二指侧面分别夹提小儿耳尖上提，再捏住两耳垂下扯，各 20 次。

8. 揉心俞、肝俞、脾俞穴

小儿取俯卧位，术者以拇指螺纹面着力于心俞穴、肝俞穴、脾俞穴做揉法，揉 300 次。

9. 捏脊

继上势，术者用双手拇指桡侧顶住皮肤，食、中指前按，余三手指前按同时用力捏拿小儿脊背部皮肤，从龟尾向上沿脊柱中线直捏到颈部，边捏边向上移动（拇指不离开皮肤，向上推，食、中指交替向上捻动），每捏拿 3 次再向上提捏一次，重复操作 5 遍。

以上治疗每次约 15 分钟，每天治疗 1 次，5 次为 1 个疗程。

[按语]

1. 推拿对于本病的疗效较好，以下午或晚上入睡前推拿疗效更佳。

2. 如经多次推拿无效，应及时查找病因，明确诊断，避免误诊、漏诊。

NOTE

第六章

其他病证

第一节 发　热

一、概述

发热是儿科多种疾病中的症状，可有壮热、低热、潮热等不同的证候群表现。壮热是指身体发热，热势壮盛，扪之烙手，或伴恶热烦渴的一种症状，属高热范畴；低热是指身体自觉发热，但热势不高，一般体温为 37.5～38℃；潮热是指发热盛衰起伏有定时，犹如潮汛一般。

小儿急性高热多见于感染性疾病，如急性传染病早期，各系统急性感染性疾病；也可见于非感染疾病，如暑热症、新生儿脱水热、颅内损伤、惊厥及癫痫大发作等。此外，小儿变态反应（如过敏），异体血清、疫苗接种反应、输液、输血反应等也可出现高热；小儿长期高热常见于败血症、沙门氏菌属感染、结核、风湿热、幼年类风湿等疾病；也可见于恶性肿瘤（白血病、恶性淋巴瘤、恶性组织细胞增生症）与结缔组织病。虽然小儿体温的升高与疾病的严重程度不一定成正比，但体温过高或持续高热，尤其在温病过程中，易见痉、厥、闭、脱等危重证候，需及时对症救治。

二、病因病机

小儿高热分外感与内伤两大类，外感高热为邪毒入侵，正邪相争；内伤高热则多正气虚损，阴阳失调。

三、辨证分型

1. 外感发热

高热，微恶风，头身疼痛，鼻流浊涕，喷嚏咳嗽，口渴，咽红或喉核赤肿，舌苔薄黄，脉浮数，指纹浮紫。

2. 内伤发热

高热，头痛，面赤气粗，大汗出，烦渴，神昏谵语，斑疹透露，舌质红或绛，苔黄，脉洪大；或日晡潮热，腹胀拒按，呕吐酸腐，大便秘结，小便短赤，烦躁不安，舌质红，苔黄燥，脉沉大；或寒热往来，胸胁苦满，心烦喜呕，不思饮食，口苦咽干，目眩，舌边红，苔薄白，脉弦数。

四、适宜技术

【针刺】

1. 治法

清热泻火。

2. 取穴

以督脉、手阳明经穴为主。

主穴：大椎、合谷、曲池、三阴交。

配穴：外感发热加外关、鱼际，或支沟、内庭；内伤发热加曲泽、委中。神昏谵语者加水沟、素髎；抽搐者配太冲、阳陵泉。

3. 操作

常用穴每次选 2～3 穴，酌配备用穴 1～2 穴。以 28 号 1 寸针毫针，取大椎穴疾进疾出，不留针。其余穴以 30 号 1.5 寸毫针，速刺进针，行捻转提插泻法 2～3 分钟，然后出针。实热者可在少商、商阳穴行三棱针点刺，出血 2～3 滴。

NOTE

4. 方义

阳盛则热，头为诸阳之会，四脉为诸阳之本。督脉、阳明经阳气旺盛，故治疗发热当首取头项部、四肢末端、督脉与阳明经腧穴。大椎为督脉穴，与手足三阳交会，能宣散全身阳热之气；曲池、合谷分别为手阳明经的合穴、大肠之原穴，能清泻阳明和气血分的热证。

［按语］

1. 针刺退热有较好的效果，可以作为应急处理高热的措施之一。但引起发热的原因较多，在针刺治疗的同时，须查明原因，明确诊断，针对病因进行治疗。

2. 患儿须多饮温水，多食用新鲜蔬菜、水果，饮食宜清淡，易消化，忌油腻、辛辣厚味。

【艾灸】

1. 取穴

大椎、涌泉、身柱、百会。

2. 方法

大椎、涌泉、百会、身柱均选用温和灸。每天 1 次，每穴 5 分钟。

［按语］

1. 艾灸疗法不适宜风热证和暑湿证发热较高者，一般用于风寒证和暑湿证发热不高者。

2. 艾灸期间，宜多饮热开水，保持室内通风，少去公共场所。

【小儿推拿】

1. 基本操作

（1）解表三法

①开天门：小儿取仰卧位，术者用双手拇指螺纹面自眉心交替向上

推至前额发际 50 次。

②推坎宫：继上势，术者用双手拇指螺纹面自眉心向两侧眉梢分推 50 次。

③揉太阳：继上势，术者用拇指或中指指端在眉梢后太阳穴按揉 50 次。

（2）清肺经：体位同上，术者用拇指螺纹面着力，自无名指指尖向指节直推 100 次。

（3）清天河水：小儿取正坐或仰卧位，术者在其侧旁，一手捏拿住小儿手掌部使其掌心向上，另一手用拇指或食、中两指螺纹面着力，沿前臂正中线，自腕横纹推向肘横纹 300 次。

2. 随证加减

（1）偏风热：加退六腑 300 次，打马过天河 5 次。

（2）偏风寒：加推三关 300 次，黄蜂入洞 100 次，掐揉二扇门 5 次，拿风池 5 次。

（3）食积发热：加清胃经 300 次，清大肠 100 次，揉板门 100 次，摩腹 3 分钟，揉天枢 300 次。

以上治疗每次约 20 分钟，每天治疗 1 次，5 次为 1 个疗程。

[按语]

1. 直推法操作时要轻快柔和，一拂而过，以不引起皮肤发红为度。

2. 直推前臂穴位时要用介质。

3. 发热时宜多饮水，饮食清淡。

【拔罐】

本病常用刺络拔罐法。一般选取大椎穴，进行刺血拔罐；或在大椎穴基础上，加取曲泽，退热效果更明显。

NOTE

【敷贴】

1. 方法一

药物组成：葱白 200g，石膏粉 30g。

操作：将葱白捣烂，加入石膏粉和匀，敷于神阙，上盖纱布。每日2次。

2. 方法二

体虚发热者可在"三伏天"或"三九天"进行"三伏贴"或"三九贴"，以增强免疫力。取穴大椎、身柱等。具体方法见感冒。

【耳针】

1. 取穴

主穴：神门、交感、肺、耳尖。

配穴：外感高热加气管、扁桃体、咽喉、大肠；内伤高热加脾、胃、大肠。

2. 方法

（1）压籽法：每次取一侧耳穴，两耳交替使用。耳郭常规消毒后，用中药王不留行籽贴压在所选穴位上，边贴边按压，贴紧固定，并嘱每日按压患者耳穴 3～5 次，以加强刺激。隔日换贴 1 次，5 次为 1 个疗程。如对胶布过敏，及时取下，以免造成耳部水肿。

（2）刺血法：每次取一侧耳穴，左右耳交替进行，按摩耳郭使其充血后，以 75% 乙醇做常规消毒，再用注射针头点刺耳尖、耳背静脉及扁桃体，每隔 3 天治疗 1 次，每个穴位出血量为 10～20 滴。

第二节 近 视

一、概述

近视是以视近清楚、视远模糊为特征的眼病，常与用眼过度、遗传和营养缺乏有关。一般儿童的近视多数为假性近视。

二、病因病机

中医学认为，近视是由于先天禀赋不足或肾气不充，肾水不能制火，肝火逆而上目所致。

三、辨证分型

1. 心脾两虚证

视近清楚，视远模糊，全身无明显不适，或面色㿠白，心悸神疲，舌质淡，苔薄白，脉弱。

2. 肝肾亏虚证

视近怯远，眼前黑花渐生，全身可有头晕耳鸣，失眠多梦，腰膝酸软，舌质红，苔少，脉细。

NOTE

四、适宜技术

【针刺】

1. 治法

通经活络明目。

2. 取穴

以眼区局部穴位为主。

主穴：承泣、睛明、球后。

配穴：肝肾亏虚配肝俞、肾俞；心脾两虚配心俞、脾俞。

3. 操作

承泣穴，取 1.5 寸长的 30 号毫针，以 30°角向睛明方向斜刺，约刺入 1 寸左右，待眼区周围有酸胀感或流泪时，轻轻捣刺 3～5 下，注意不宜大幅度提插，留针 10 分钟。球后、睛明穴，直刺 1.5 寸，送针宜缓，不可提插捻转，待眼球有明显的酸胀感时留针 10 分钟。亦宜用 30 号 2 寸针。余穴进针后，施捻转手法，中强度刺激，得气即可。留针 15 分钟。每日 1 次，10 次为 1 个疗程，疗程间隔 3 天。

4. 方义

睛明、承泣、球后均位于眼周，可通经活络，益气明目，是治疗眼疾的常用穴。

[按语]

1. 针刺治疗轻中度近视疗效较好，假性近视疗效显著，且年龄越小治愈率越高。

2. 平时注意用眼卫生，坚持做眼保健操。

【艾灸】

1. 取穴

睛明、承泣、四白、太阳、风池、光明。

2. 方法

睛明、承泣采用核桃灸；四白、太阳选用回旋灸；风池、光明宜采用温和灸；轻者每天 1 次，每穴 5 ～ 10 分钟；重者每日 2 ～ 3 次，每穴 5 ～ 10 分钟。

［按语］

1. 艾灸过程中，要注意观察，防止眼周烫伤。

2. 艾灸期间，宜多饮热开水，保持室内通风，少去公共场所。

【小儿推拿】

1. 眼周操作

按揉眼周穴位如睛明、攒竹、天应、鱼腰、丝竹空、四白、太阳穴等。

（1）按揉眼周诸穴：患儿取仰卧位，术者立于患儿后侧，用双手拇指或者食指按揉睛明、攒竹、天应、鱼腰、丝竹空、四白、太阳穴，每穴各 1 分钟。

（2）抹眼周：继上势，术者用两手拇指指面抹上下眼眶，从眼内向眼外抹 20 ～ 30 次；开天门 30 次；推坎宫 30 次。

（3）熨眼：继上势，术者两手掌相对，迅速摩擦至发热，四指相对，掌心向下，将手掌放置两眼窝上，停留 5 秒，重复 5 遍。

2. 远端操作

（1）按揉夹脊穴：小儿取俯卧位，术者在其侧旁，用食、中两指螺纹面着力，同时按揉第 9 胸椎棘突下旁开 1.5 寸处的肝俞穴，第 2 腰椎棘突下旁开 1.5 寸处的肾俞穴，每穴各 1 分钟。

（2）拿合谷：继上势，术者用拇指与其余四指相对用力，拿患儿手

NOTE

背第 1、2 掌骨间合谷穴 3～5 次。

（3）按揉足太阴脾经：继上势，术者用拇指按揉足太阴脾经在小腿内侧循行部位，重点按揉三阴交。按揉 1～2 分钟。

以上治疗每次约 20 分钟，每天治疗 1 次，10 次为 1 个疗程。每次治疗完毕，令患儿闭目静卧 10 分钟，以提高疗效。

[按语]

1. 推拿治疗适用于 14 岁以下的轻度或中度的假性近视。

2. 推拿操作前清洁双手并擦热，防止造成眼睛感染。

3. 手法宜轻柔缓和，避免使用擦法等较重手法损伤面部及眼周皮肤。

4. 避免使用刺激性介质。

【拔罐】

取肝俞、膈俞、肾俞穴，用闪火法，每穴速拔 3～5 次，不留罐。3 天 1 次，5 次为 1 个疗程。

【刮痧】

1. 治法

补肝滋肾，益气活血，通络明目。取足少阳经、足太阳经及局部经络为主，以补刮为主。

2. 处方与操作

补刮足少阳胆经风池穴至肩井穴的循行线、足太阳膀胱经第 1 侧线膈俞穴至肾俞穴的循行线，均以皮肤微红为度；补刮攒竹穴至丝竹空穴的连线，以皮肤微红为度；平刮头部两侧太阳穴经角孙穴至风池穴的连线，不必出痧；角揉睛明、承泣、光明等穴。

心脾两虚者，加补刮足阳明胃经足三里穴至下巨虚穴的循行线，以皮肤微红为度，角揉足三里穴；肝肾亏虚者，加补刮足厥阴肝经膝关穴至中封穴的循行线、足少阴肾经阴谷穴至太溪穴的循行线，均以皮肤微红为度，角揉三阴交、太溪穴。

> **[按语]**
>
> 1. 刮痧对假性近视疗效显著，可明显缓解视物疲劳等症状，但需坚持较长时间。视力恢复正常后，应坚持进行保健刮痧或自我按摩眼周腧穴，预防近视，提高视力。
>
> 2. 刮痧后饮用 100～200mL 温开水。
>
> 3. 间隔 3～6 日刮痧 1 次，一般 6 次为 1 个疗程，休息 2 周后再开始第 2 个疗程，应连续治疗 4～5 个疗程。

【耳针】

1. 取穴

主穴：眼、目 1、目 2、小肠、胃、胰胆、脾。

配穴：肝肾亏虚加肝、肾、肾上腺。

2. 方法

（1）毫针法：每次选 3～5 个穴位，用 75% 乙醇消毒耳郭相应部位，在选好穴位处捻入或插入进针，每隔 10～15 分钟行针 1 次，留针 20～30 分钟，每日或隔日 1 次，5～7 天为 1 个疗程。出针时迅速将毫针拔出，用消毒干棉球轻压针孔片刻，以防出血。

（2）压籽法：每次取一侧耳穴，两耳交替使用。耳郭常规消毒后，用中药王不留行籽贴压在所选穴位上，边贴边按压，贴紧固定，并嘱每日按压患者耳穴 3～5 次，以加强刺激。隔日换贴 1 次，5 次为 1 个疗程。如对胶布过敏，及时取下，以免造成耳部水肿。

（3）埋针法：常规消毒，把揿针刺入上述耳穴，胶布固定。每次针刺一侧耳穴，隔 2～4 天换针另一侧耳穴，10 次为 1 个疗程。埋针期间不可将埋针处弄湿以防感染，若洗头洗澡应先将揿针取出后再洗。疗程间休息 7 天。

NOTE

第三节　小儿肌性斜颈

一、概述

本病主要是由一侧胸锁乳突肌挛缩而致斜颈。斜颈是指患儿颈部长时间向一侧倾斜，而不能自行回复，从而影响其身姿、美观与发育的一种病证。该病在临床并不少见，其发病呈渐进过程。在发病之初，刚见歪斜，患儿年龄又小，容易矫正，一旦小儿长成，斜颈已久，则难于根治。因此，早发现、早治疗，有着十分重要的意义。

二、病因病机

本病与产伤及胎位不正造成瘀血有关。分娩时，一侧胸锁乳突肌受产道或产钳挤压受伤出血，造成血肿、肌化，肌肉挛缩；或因胎儿在子宫内位置不良，使胸锁乳突肌受压，阻碍了该肌的血液供应，造成缺血性挛缩，形成斜颈。

三、适宜技术

【艾灸】

1. 取穴
完骨、天窗、扶突、天牖、阿是穴、外关、合谷、足三里。

2. 方法

完骨、天窗、扶突、天髎、阿是穴采用回旋灸法；外关、合谷、足三里温和灸法。采用轻者每天 1 次，每穴 5 ～ 10 分钟；重者每日 2 ～ 3 次，每穴 5 ～ 10 分钟。

> ［按语］
> 1. 艾灸疗法过程中，应注意观察患儿表情，以防烫伤。
> 2. 急性斜颈患儿不宜采用灸法。
> 3. 艾灸期间，宜多饮热开水，保持室内通风，少去公共场所。

【小儿推拿】

1. 推揉法

患儿取仰卧位，不用枕头，术者坐在患儿头前方，采用滑石粉作为介质。用食、中、无名指三指揉推患侧胸锁乳突肌处，重点在块状物或条锁状处，以舒筋活血。时间约 5 分钟。

2. 拿捏法

体位同上，术者用拇指、食指指腹捏拿患侧胸锁乳突肌，配合弹拨法往返操作，以松解其粘连。时间约 5 分钟。

3. 牵拉法

体位同上，术者一手扶住患儿患侧肩部，另一手扶住头顶，使患儿头部渐渐向健侧肩部倾斜牵拉，逐渐拉长患侧胸锁乳突肌，幅度由小渐大，在生理范围内反复进行，以改善颈部活动功能。操作 10 ～ 20 次。

4. 旋转法

体位同上，嘱家长固定患儿双肩，在上法基础上，术者托住患儿头部向患侧肩部旋转 10 ～ 20 次。

5. 重复第一步

术者用食、中、无名指三指揉推患侧胸锁乳突肌处约 5 分钟。

如伴有颜面部不对称及胸椎侧弯，可配合局部治疗。

以上治疗每次约 15 分钟，隔日治疗 1 次，每周治疗 3 次，平均疗

NOTE

程约为 3 个月。

> **［按语］**
>
> 1. 手法宜轻柔，局部用滑石粉做介质。
>
> 2. 拿捏时要有软硬劲，注意避开患儿的气管。
>
> 3. 牵拉旋转时宜轻柔，哭闹的患儿不要与之对抗。
>
> 4. 家长平时可用轻快柔和的手法在患儿患处按揉，并注意纠正头部姿势。